Guía de la Clínica Mayo
sobre dolor crónico

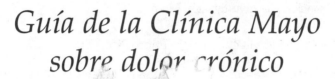

David W. Swanson, M.D.

Editor en jefe

Clínica Mayo

Rochester, Minnesota

La *Guía de la Clínica Mayo sobre dolor crónico* ofrece información confiable, práctica y de fácil comprensión para el manejo del dolor crónico. Mucha de esta información proviene directamente de la experiencia de los urólogos y de otros profesionales de atención de salud en la Clínica Mayo. Este libro complementa los consejos del médico, a quien debe consultar en caso de problemas clínicos particulares. La *Guía de la Clínica Mayo sobre dolor crónico* no avala a ninguna compañía ni producto. Las denominaciones Mayo, Clínica Mayo y el logotipo del triple escudo son marcas registradas de la Fundación Mayo para la Educación y la Investigación Médica.

Fotografías: Fotos de la cubierta de PhotoDisc

Número de tarjeta del Catálogo de la Biblioteca del Congreso: 98-68086

Edición especial pasta dura en español
ISBN 1-59084-233-2
Edición original
ISBN 1-893005-02-X

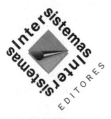

Intersistemas, S.A. de C.V.
Aguiar y Seijas No.75
México 11000, México, D.F.
Tel. (5255) 5520 2073
Fax. (5255) 5540 3764
E-mail: intersistemas@intersistemas.com.mx

Para ordenar más ejemplares:
www.medikatalogo.com o 01 800 9096900

Impreso en México
Primera edición en español

El dolor crónico

El dolor crónico es una de las causas principales de incapacidad en Estados Unidos y uno de los problemas médicos más frecuentes que enfrentan las personas. Las organizaciones para el dolor calculan que cerca de 50 millones de estadounidenses —tal vez incluso más— viven con dolor crónico. Usted, un familiar o un amigo pueden ser uno de ellos.

El dolor crónico es de los trastornos médicos más difíciles de tratar. Muchos factores pueden influir su desarrollo. Además no todos los pacientes responden al dolor y a sus tratamientos en la misma forma.

Pero hay esperanza. Los tratamientos eficaces para manejar a los pacientes con dolor persistente están cada vez más disponibles. Los cambios saludables en su estilo de vida, y si es necesario, los medicamentos, pueden ayudarlo a controlar su dolor y a llevar una vida más activa y productiva. En estas páginas encontrará usted recomendaciones prácticas que puede utilizar diariamente para llevar una vida más plena, a pesar de su dolor. Gran parte de la información es utilizada diariamente los especialistas del dolor de la Clínica Mayo en el Centro de Rehabilitación Integral del Dolor y en la Clínica del Dolor en Rochester Minnesota, en el cuidado de sus propios pacientes.

La Clínica Mayo

La Clínica Mayo evolucionó gradualmente a la vuelta del siglo XX de la práctica médica de frontera del Dr. William Worral Mayo y sus dos hijos, William J. y Charles H. Mayo. Presionados por el crecimiento explosivo de los conocimientos médicos y las demandas de la ocupada práctica quirúrgica en Rochester, Minnesota, los hermanos Mayo invitaron a otros médicos a unirse a ellos, siendo pioneros de la práctica de grupo de la medicina. Actualmente, con más de 2 000 médicos y científicos en sus tres principales localizaciones en Rochester; Jacksonville, Florida; y Scottsdale, Arizona, la Clínica Mayo está dedicada a proporcionar diagnóstico integral, respuestas precisas y tratamientos eficaces para la gente con trastornos médicos frecuentes y raros.

Con la profundidad de sus conocimientos médicos, experiencia y pericia, la Clínica Mayo ocupa una posición única como recurso de información para la salud.

Desde 1983 la Clínica Mayo ha publicado información confiable para la salud para millones de consumidores a través de una diversidad de noticias, libros y servicios en línea, ganadores de premios. Los ingresos por nuestras publicaciones apoyan a los programas de la Clínica Mayo, incluyendo la educación y la investigación médica.

Personal Editorial

Editor en jefe
David W. Swanson, M.D.

Editores médicos colaboradores
Rodolfo Gebhardt, M.D.
John E. Hodgson, L.P.
Connie A. Luedtke, R.N.
Jeffrey D. Rome, M.D.

Editor senior
N. Nicole Spelhaug

Gerente editorial
Karen R. Wallevand

Investigador editorial
Brian M. Laing

Redactores colaboradores
Anne Christiansen
Rebecca Gonzalez-Campoy
D. R. Martin
Stephen M. Miller
Susan Wichmann

Producción editorial
LeAnn M. Stee

Director creativo
Daniel W. Brevick

Diseñadora gráfica
Kathryn K. Shepel

Ilustraciones médicas
Brian S. Fyffe
John V. Hagen
Craig R. King
Michael A. King

Asistentes editoriales
Roberta J. Schwartz
Reneé Van Vleet
Sharon L. Wadleigh

Asistencia secretarial
Kathleen K. Iverson

Indexación
Larry Harrison

Revisores y Colaboradores

Karen Joy Berry, R.P.T.
Jessica J. Brown, O.T.R.
Stephen B. Erickson, M.D.
Jon F. Giese, M. Ed.
Todd M. Johnson, R. Ph.
Susan C. Klingsporn, R.N.
Susan L. Korkowski, O.T.R.
Carla F. Morrey, R.N.
Michael A. Morrey, Ph.D.
Lee A. Nauss, M.D.

Pamela J. Nelson, R.N.
MaryAnn E. O'Neill, O.T.R.
Rhonda H. Phillips, O.T.R.
Ronald K. Reeves, M.D.
Kevin I. Reid, D.M.D.
Andrea Reynolds, R.P.T.
Jerry W. Swanson, M.D.
Sister Sharlene T. Templin, O.T.R.
Tamra L. Trenary, O.T.R.
Merri L. Vitse, C.O.T.A.

Prefacio

*E*s posible que usted haya escogido este libro porque tiene dolor crónico, o porque alguien que usted conoce lo tiene. Sabe entonces también lo difícil que puede ser vivir con el dolor crónico y tratarlo. El dolor persiste, a pesar de visitas repetidas a los médicos y diversos métodos para tratar de detenerlo.

Pero el que usted no pueda hacer que desaparezca su dolor no significa que tiene que sufrir. Cuando se le proporcionan los instrumentos adecuados, mucha gente encuentra que puede llevar una vida activa y productiva a pesar del dolor.

Considere este libro como su caja de herramientas. En él encontrará información sobre una variedad de estilos de vida y conductas, junto con el uso apropiado de los medicamentos, que permiten un enfoque integral para manejar el dolor crónico. Empezamos con una explicación de la forma en que se desarrolla el dolor y por qué es tan perjudicial cuando no se controla. También revisamos algunas de las causas más frecuentes del dolor crónico y sus costosos y algunas veces devastadores efectos. Luego dedicamos el resto del libro a lo que usted puede hacer para controlar su dolor. Le mostramos la forma para desarrollar objetivos personales, cómo establecer un programa regular de ejercicio y cómo modificar su rutina diaria para ahorrar energía y reducir la fatiga.

Proporcionamos estrategias prácticas para reducir el estrés, aprender a relajarse, superar el enojo y la frustración y mejorar las relaciones. Le proporcionamos información para ayudar a reconocer cuándo un medicamento puede ser benéfico y cuándo puede causar más daño que beneficio. Finalmente, le proporcionamos una guía de la medicina complementaria y alternativa.

El libro está basado en la práctica de los médicos, psicólogos, enfermeras, terapistas y educadores de la salud de la Clínica Mayo, que trabajan diariamente con gente que presenta dolor crónico.

Creemos que mientras más conozca respecto del dolor crónico y los factores que influyen sobre él, mejor equipado estará para manejarlo. Junto con las recomendaciones de su médico personal, este libro puede ayudarlo a vivir bien y disfrutar la vida.

David W. Swanson, M.D.
Editor en jefe

Contenido

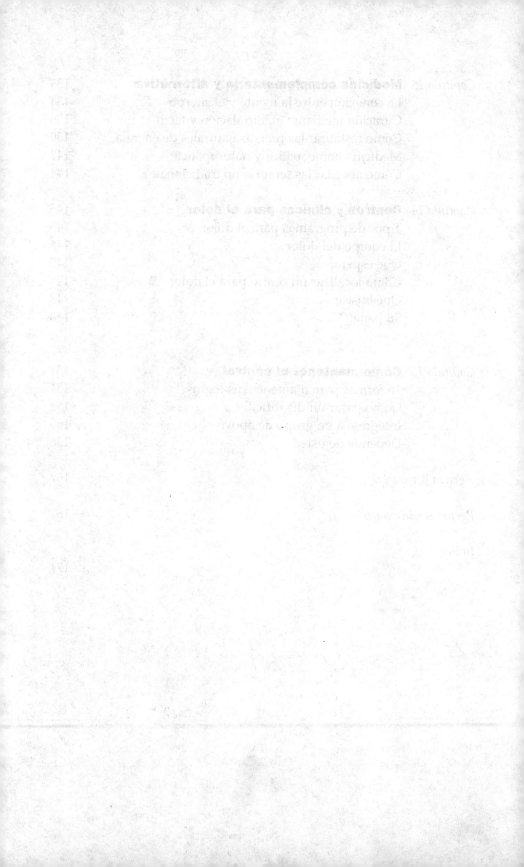

Capítulo 1

Cómo comprender el dolor

El dolor es universal. Usted puede rastrearlo a través del tiempo, desde un dolor dental evidente en restos de fósiles de una quijada, hasta los estantes de las farmacias de hoy con calmantes para el dolor. Casi la mitad de los estadounidenses busca tratamiento para el dolor cada año, y 7 millones con dolor de espalda recientemente diagnosticado.

El dolor es complejo. Hay ocasiones en que es benéfico, como cuando usted toca con la mano una hornilla caliente o tropieza con un sillón. Como una alarma de corneta, el dolor pregona su advertencia urgente de que algo está terriblemente mal. Pero otro dolor –el dolor diario de la artritis o el dolor pulsátil de cabeza– no tiene un propósito útil. Y su inexorabilidad puede ser abrumadora.

Pero sobre todo, el dolor es peculiar. La molestia que puede causar es tan variada como las personas que la experimentan. El grado de dolor y la forma en que usted reacciona son el resultado de su propia formación biológica, psicológica y cultural.

Esta información de los diversos componentes involucrados en el proceso del dolor está mejorando la comprensión del dolor y su tratamiento.

Ya no se considera el dolor únicamente como un síntoma de una enfermedad, sino que puede ser una enfermedad en sí. Las estrategias para manejar el dolor están evolucionando también. Para el dolor persistente, llamado dolor crónico, los medicamentos solos no son a menudo la mejor forma de tratamiento. Un enfoque integral que incluye ejercicio, técnicas de relajación y cambios conductuales puede ayudar a controlar el dolor sin riesgo de efectos secundarios.

Desafortunadamente, a menudo no hay curación para el dolor crónico. Y como muchas otras personas, usted puede necesitar enfrentar este problema el resto de su vida. Pero las buenas noticias son que, a pesar de tener dolor crónico, se puede llevar una vida activa y productiva.

Este libro puede ayudarlo no sólo a comprender mejor el dolor y sus efectos perjudiciales, sino de mayor importancia, explicar cómo puede controlar su dolor, en lugar de dejar que el dolor lo controle a usted.

Cómo siente usted el dolor

Comprender cómo siente su cuerpo el dolor lo ayudará a apreciar la forma peculiar de sus experiencias dolorosas. También lo ayudará a comprender mejor por qué el dolor crónico es a menudo difícil de tratar.

El dolor es básicamente el resultado de una serie de intercambios eléctricos y químicos que involucran tres componentes principales: los nervios periféricos, la médula espinal y el cerebro.

Los nervios periféricos

Los nervios periféricos comprenden una red de fibras nerviosas que se ramifican en todo el cuerpo, incluyendo las manos y pies. Unidas a algunas de estas fibras se encuentran terminales nerviosas especiales que pueden "sentir" un estímulo desagradable, como una cortada, una quemadura o una presión dolorosa. Estas terminaciones nerviosas son llamadas nociceptores.

3. El cerebro interpreta los mensajes como el dolor, incluyendo su localización, intensidad y naturaleza (punzante, ardoroso).

2. Los mensajes del dolor se desplazan por los nervios a la médula espinal.

1. Origen del dolor.

Usted tiene millones de nociceptores en la piel, huesos, articulaciones, músculos y en la membrana protectora que se encuentra alrededor de sus órganos internos. (Usted no puede sentir el dolor de sus órganos internos en sí.) Los nociceptores se concentran en áreas más propensas a lesiones, como los dedos de las manos y los pies. Por eso una astilla en el dedo duele más que en el estómago o en el hombro. Puede haber hasta 1 300 nociceptores en sólo 1 pulgada cuadradas (o 200 por cm^2 de piel). Los músculos protegidos bajo la piel tienen menos terminaciones

Cómo entender al sistema nervioso

El sistema nervioso está formado por células nerviosas que transmiten y reciben mensajes en forma de corriente eléctrica. A través de esta intrincada red de células se comunican el cuerpo y el cerebro.

Dos sistemas principales forman el sistema nervioso: el sistema nervioso central, que incluye el cerebro y la médula espinal, y el sistema nervioso periférico. Los nervios periféricos se extienden de la médula espinal a la piel, músculos y órganos internos. Dentro de cada uno de estos sistemas se encuentran tres clases principales de nervios:

- Nervios autónomos que mantienen los procesos corporales normales como la respiración, la frecuencia cardíaca, la presión arterial, la digestión, la transpiración y la función sexual.
- Nervios motores responsables del movimiento de los músculos. Le permiten mover las manos y pies, caminar o sentarse.
- Nervios sensoriales, que son los nervios que "sienten". Le permiten sentir un objeto cuando lo toca. También son los nervios que le permiten sentir el dolor.

nerviosas. Las membranas de los órganos protegidos por la piel, músculos y huesos tienen menos todavía.

Algunos nociceptores sienten golpes, otros calor. Un tipo siente la presión, la temperatura y los cambios químicos. Los nociceptores pueden también detectar la inflamación causada por una lesión, enfermedad o infección.

Cuando los nociceptores detectan un estímulo dañino, envían sus mensajes de dolor en forma de impulsos eléctricos a lo largo de un nervio periférico a la médula espinal y al cerebro. Sin embargo, la velocidad con la cual los mensajes pueden viajar varía. El dolor sordo –como las molestias del estómago o un dolor de oídos– se propagan por fibras que viajan a una velocidad lenta. Las sensaciones de dolor intenso son transmitidas casi instantáneamente.

La médula espinal

Cuando los mensajes del dolor llegan a la médula espinal, se encuentran con células nerviosas especializadas que actúan como "puertas", permitiendo o impidiendo a los mensajes pasar al cerebro. Para el dolor intenso relacionado con un peligro, como cuando usted toca una estufa caliente, la "puerta" está abierta y los mensajes siguen una ruta expedita hacia el cerebro. Las células nerviosas de la médula espinal también responden a estas urgentes advertencias poniendo en acción otros sistemas nerviosos, como los nervios motores. Los nervios motores indican a los músculos que retiren la mano del fuego. Sin embargo, a los mensajes de dolor leve, como un raspón, puede no permitírseles entrar por la "puerta".

En la médula espinal, los mensajes pueden cambiar. Otras sensaciones pueden incrementar o disminuir los mensajes de dolor. Esto sucede cuando usted da masaje o aplica presión al área lesionada. El resultado es que las advertencias enviadas por los nervios periféricos son relegadas a una prioridad inferior.

Las células nerviosas de la médula espinal pueden liberar también sustancias químicas que amplifican o atenúan los mensajes, afectando la velocidad con la que viajan al cerebro (vea "Calmantes y agravantes naturales del dolor").

El cerebro

Una vez que los mensajes llegan al cerebro, se dirigen al tálamo, una estación de clasificación y cambio, localizada profundamente dentro del cerebro. El tálamo interpreta rápidamente los mensajes como dolor y los envía simultáneamente a la parte inteligente del cerebro llamada corteza cerebral, y al centro límbico del cerebro. El centro límbico produce

Calmantes y agravantes naturales del dolor

El cerebro y médula espinal producen sus propios calmantes, similares al narcótico morfina, utilizado para tratar el dolor intenso. Dos de estos calmantes del dolor semejantes a la morfina son llamados endorfinas y encefalinas. Cuando se liberan, estas sustancias se adhieren a receptores especiales del cerebro, produciendo mensajes para "detener el dolor".

Otras sustancias en el cuerpo hacen exactamente lo opuesto. Intensifican el dolor. Una proteína llamada sustancia P estimula las terminaciones nerviosas en el sitio de la lesión y en la médula espinal, aumentando los mensajes del dolor. Otras agravantes del dolor funcionan activando células nerviosas normalmente silenciosas en el área lesionada. La activación hace que las células descarguen mensajes de dolor, inclusive cuando la estimulación que detectan no es dolorosa. Esto no sólo agrava el dolor, sino que también hace que aumente el área de sensibilidad.

emociones como ansiedad, temor o frustración que acompañan a menudo al dolor. En ese punto usted empieza a sentir el dolor.

La corteza cerebral reacciona a los mensajes de dolor localizando el origen de la lesión, valorando el daño y determinando un curso de acción, como ordenar que quite la presión del pie si se ha torcido el tobillo.

La corteza cerebral también envía mensajes claves adicionales. Por ejemplo, si se ha cortado el dedo, envía señales al sistema nervioso autónomo, el sistema que controla el flujo de sangre, para enviar sangre y nutrientes adicionales al sitio de la lesión. También envía señales al sitio del dolor para liberar sustancias químicas que suprimen el dolor y mensajes para "detener el dolor". Esto alerta a los nociceptores acerca de que las señales han sido recibidas.

La respuesta al dolor

Cuando los mensajes del dolor llegan al cerebro, dos componentes determinan la forma en que responde al dolor.

Sensación física

El dolor se presenta en diversas formas: puede ser agudo, punzante, pulsátil, ardoroso, hormigueante, molesto, sordo y como una molestia (sensación de "adolorido"). El dolor agudo y punzante generalmente produce mayores molestias que el dolor sordo, o que el dolorimiento. También hay más probabilidades de que usted sienta ansiedad o temor.

El dolor varía también de leve a intenso. El dolor intenso se apodera de la atención más rápidamente y generalmente produce una mayor respuesta física y emocional que el dolor leve. El dolor intenso puede también incapacitarlo, haciéndole difícil o imposible sentarse o pararse.

La localización del dolor puede afectar también la respuesta a él. Un dolor de cabeza que interfiere con la capacidad para trabajar o concentrarse puede ser más molesto, y por lo tanto recibe una respuesta mayor que el dolor artrítico de la rodilla o una cortada en el dedo.

Formación personal

Su estado emocional y psicológico, la memoria de experiencias dolorosas pasadas, la educación y la actitud afectan también la forma en que usted interpreta los mensajes y tolera el dolor.

Por ejemplo, una sensación menor que apenas se registraría como dolor, como la sonda acanalada de un dentista, puede producir un dolor exagerado en un niño que nunca ha ido al dentista, pero que ha escuchado historias de terror.

Pero su estado emocional puede también funcionar a su favor, reduciendo inclusive los mensajes de dolor intenso. Esto se ilustró en un estudio del dolor que comparó a veteranos de la guerra que habían sido heridos con hombres de la población general. En ambos grupos se practicó el mismo tipo de cirugía. Sin embargo, los veteranos de la guerra requirieron menos medicinas para el dolor que los demás, tal vez porque sabían que la cirugía es un problema menor comparado con el que habían experimentado en la guerra.

Los atletas pueden también condicionarse para tolerar el dolor que incapacitaría a otros. Además, si usted ha sido educado en un hogar o en una cultura que enseña a "aguantarse", "sin dolor no hay ganancia", "morder la bala", puede usted sentir menos molestias que la gente que se ensimisma en su dolor o que es más propensa a quejarse.

Dolor agudo *vs.* crónico

El dolor agudo es precipitado por daño al tejido. Es el tipo de dolor que generalmente acompaña a una enfermedad, lesión o cirugía.

El dolor agudo puede ser leve y durar sólo un momento, como un piquete o puede ser intenso y durar semanas o meses, como una quemadura, una torcerdura o una fractura.

Cuando tiene dolor agudo, usted sabe exactamente en dónde duele. De hecho la palabra aguda viene del latín "aguja", refiriéndose al dolor agudo. Un dolor de muelas por una caries, un codo que arde por un raspón y el dolor abdominal por la cirugía son ejemplos de dolor agudo. En un periodo bastante predecible el dolor generalmente desaparece, cuando la caries se obtura, la piel vuelve a crecer o la incisión cicatriza.

El dolor crónico persiste después que cura la herida —generalmente después de seis meses o más. Esto se refleja en la palabra misma: crónico viene del griego "tiempo".

Igual que el dolor agudo, el crónico tiene toda la gama de sensaciones e intensidad. Puede ser como hormigueo, como una sacudida, ardoroso, sordo o agudo. El dolor puede ser constante o aparecer y desaparecer, como una migraña que se desarrolla sin advertencia.

Sin embargo, a diferencia del dolor agudo, en el dolor crónico puede no reconocer la causa del dolor. La lesión original tiene todas las señales de haber curado, y sin embargo el dolor permanece e inclusive puede ser más intenso.

El dolor crónico puede ocurrir también sin ninguna indicación de lesión. Hace algunos años se creía que la gente que se quejaba de dolor que no tenía causa aparente lo imaginaba o trataba de llamar la atención. Los médicos saben ahora que eso no es cierto. El dolor crónico es real.

¿Qué causa el dolor crónico?

Frecuentemente se desconoce la causa del dolor crónico. No existe ninguna evidencia de enfermedad o lesión en sus tejidos que los médicos puedan relacionar con el dolor.

Algunas veces el dolor crónico se debe a un trastorno crónico, como artritis, que produce inflamación dolorosa en sus articulaciones, o fibromialgia, que causa dolor en sus músculos.

Ocasionalmente el dolor crónico puede originarse en un accidente, infección o cirugía que daña un nervio periférico o espinal. Este tipo de dolor nervioso que persiste después que cura la lesión original es llamado neuropático, que significa que un nervio dañado, no la lesión original, está causando el dolor. El dolor neuropático puede resultar también de enfermedades como la diabetes o el alcoholismo.

Una vez dañado, el nervio puede enviar mensajes de dolor no justificados. Por ejemplo, un nivel de azúcar aumentado asociado a la diabetes puede dañar los nervios pequeños de sus manos y pies, produciendo una sensación dolorosa de ardor en los dedos de las manos y pies.

El misterio rodea a muchas de las razones por las que los nervios lesionados algunas veces envían mensajes equivocados. Sin embargo, una razón es que cuando una célula nerviosa es destruida, el extremo seccionado del nervio puede dar lugar a una yema de fibras nerviosas mal organizadas (neuroma). Este haz de tejido nervioso empieza entonces a enviar advertencias de lesiones que no existen. Las fibras mal organizadas no siguen los puntos de control normales ni el equilibrio que controla el resto de su sistema nervioso, manteniendo acosado al dolor.

Los retos para controlar el dolor crónico

El dolor crónico es frecuente. Se calcula que casi la mitad de estadounidenses experimenta alguna forma de dolor crónico durante su vida. Pero a menudo enfrentar el dolor es frustrante.

El dolor es una experiencia muy personal. Nadie, excepto usted, puede comprender totalmente lo que siente. El dolor persistente puede ser difícil de tratar. Ocasionalmente la cirugía puede curarlo o disminuirlo. Para algunos tipos de dolor crónico, las medicinas o inyecciones son útiles. Sin embargo, frecuentemente ninguno de estos enfoques es eficaz.

El dolor persiste a pesar de visitas repetidas a los médicos y los esfuerzos por detenerlo.

Sin embargo, eso no significa que no haya esperanza. Puede ser que usted no logre hacer que el dolor desaparezca. Pero puede aprender a manejar el dolor y mejorar su calidad de vida.

Vivir bien a pesar del dolor crónico tiene mucho que ver con su actitud y estilo de vida. Su actitud afecta el dolor, para mejorarlo o agravarlo. Si usted tiene una actitud negativa y se considera víctima de su dolor, el dolor continuará controlando su vida y consumiendo su energía. La gente que es capaz de abordar su problema con una actitud positiva y con voluntad de cambio es la que a menudo tiene mayor éxito para enfrentar su dolor.

Su estilo de vida también tiene un efecto significativo sobre el dolor. Muchas cosas que usted hace durante el día –o que no hace– pueden intensificar su dolor. Identificar estos factores que aumentan sus molestias y aprender a cambiarlos lo ayuda a mantener su dolor dentro de un nivel tolerable.

Los pasos claves que lo ayudan a vivir mejor con el dolor crónico pueden incluir:

- Suspender gradualmente medicinas innecesarias
- Ser más activo
- Organizar su día y llevar a cabo más eficientemente las tareas diarias
- Practicar técnicas que disminuyan el estrés y favorezcan la relajación
- Identificar sus capacidades y no nada más sus limitaciones
- Comprender y expresar los sentimientos que crea el dolor
- Mejorar la comunicación con familiares y amigos
- Tener hábitos saludables, incluyendo una dieta nutritiva, controlar el peso y dormir bien

Este libro puede ayudarlo a encontrar factores que pueden estar contribuyendo a su dolor. También incluye estrategias y sugerencias para realizar cambios positivos en su estilo de vida. Con su médico y otros profesionales, familiares y amigos, usted puede aprender una nueva forma de vivir más allá del dolor.

Capítulo 2

¿Tiene dolor crónico?

El dolor crónico puede golpear casi en cualquier parte de su cuerpo, de la cabeza a los pies, de la piel a los órganos internos bien protegidos. La artritis, el dolor de espalda y el dolor de cabeza son los tipos más frecuentes de dolor crónico. Pero el dolor crónico puede ocurrir en muchas formas y por muchas razones. Su dolor puede estar relacionado con una enfermedad existente u originarse en un accidente o lesión. Tal vez su dolor está relacionado con un trastorno que los médicos no comprenden por completo. O puede ser que no tenga una causa aparente. En este capítulo revisamos algunos de los tipos más frecuentes de dolor crónico y las causas por las que ocurren.

Artritis

Artritis significa inflamación articular. Aun cuando la gente habla a menudo de ella como una enfermedad, no lo es. Puede haber muchas formas de artritis. Algunas formas aparecen gradualmente. Otras aparecen y desaparecen repentinamente, sólo para regresar después. La enfermedad puede afectar cualquier articulación de su cuerpo y puede desencadenarse por diversas causas, incluyendo lesiones, falta de actividad física, desgaste natural de las articulaciones o una enfermedad genética. Las dos formas más frecuentes de artritis son la osteoartritis y la artritis reumatoide.

Osteoartritis

Comprende aproximadamente la mitad de la artritis y afecta a cerca de 20 millones de estadounidenses. Este frecuente trastorno resulta cuando el cartílago que protege los extremos de los huesos de las articulaciones empieza a deteriorarse. Si el cartílago se gasta completamente, puede quedar el hueso rozando con hueso, inflamando la articulación y produciendo dolor.

Su cuerpo trata de reparar el daño, pero a menudo la reparación no tiene éxito, y produce un crecimiento de hueso nuevo a un lado del hueso existente. El hueso nuevo puede producir prominencias óseas que se notan sobre todo en las manos y en los pies, especialmente en las articulaciones de la parte media o del extremo distal de los dedos. Estas prominencias, llamadas espolones, pueden producir dolor espontáneo o con la presión.

La osteoartritis se presenta con mayor frecuencia después de los 45 años de edad y ocurre en hombres y mujeres. Puede desarrollarse en cualquier parte de su cuerpo, pero tiende a ser más frecuente en las manos y pies y en las articulaciones mayores del cuello, espalda, rodillas y caderas. La enfermedad se asocia generalmente a años de desgaste de las articulaciones. Pero el daño puede estar relacionado a un desequilibrio de las enzimas de la articulación, que hace que la degeneración del cartílago sea más rápida que su regeneración.

Inicialmente, el dolor de la artritis puede ser leve y presentarse únicamente cuando usted usa la articulación afectada. Pero con el tiempo, el dolor puede intensificarse y presentarse inclusive cuando no se utiliza la articulación.

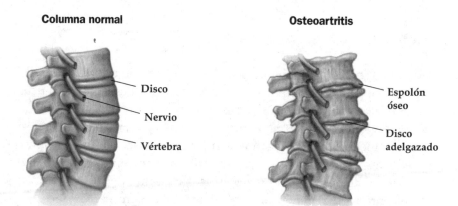

Columna normal — Disco, Nervio, Vértebra

Osteoartritis — Espolón óseo, Disco adelgazado

Las estructuras elásticas llamadas discos acojinan las vértebras de la columna normal, manteniéndola flexible. En la osteoartritis, los discos se adelgazan y dan lugar a prominencias óseas a los lados de los huesos. El dolor y la rigidez pueden ocurrir en donde las superficies de los huesos se tocan.

Artritis reumatoide

A diferencia de la osteoartritis, la artritis reumatoide se origina probablemente en un trastorno inmunológico que hace que su sistema inmune ataque el revestimiento de sus articulaciones, como lo hacen virus o bacterias invasoras.

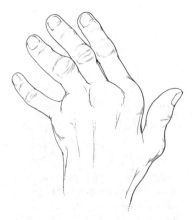

Los glóbulos blancos diseñados para destruir virus y bacterias van a los tejidos articulares, produciendo inflamación y dolor. La inflamación de los tejidos induce la liberación de sustancias químicas naturales que eventualmente disuelven el cartílago y dañan los tendones y ligamentos de la articulación.

La artritis reumatoide a menudo provoca deformidad de los dedos. Durante las reactivaciones de su enfermedad, su mano puede estar adolorida y débil.

Gradualmente la articulación pierde su forma. En algunos casos la enfermedad destruye la articulación.

La artritis reumatoide afecta con mayor frecuencia las articulaciones de las muñecas, manos, pies y tobillos. Puede invadir también los codos, hombros, caderas, rodillas, cuello y mandíbula. Además del dolor y la inflamación, usted puede presentar rigidez y pérdida del movimiento de las articulaciones.

La enfermedad se desarrolla típicamente entre los 20 y 50 años de edad. Se calcula que dos millones de estadounidenses tienen artritis reumatoide, y afecta más a mujeres.

Dolor de espalda

El dolor de espalda está en segundo lugar, después del dolor de cabeza, como causa más frecuente de dolor. Cuatro de cada cinco adultos presentan alguna vez en su vida un episodio de dolor de espalda que hace que acudan con su médico.

La mayoría de dolores de espalda ocurre en la parte baja de la espalda (área lumbar) que soporta la mayor parte de su peso. La parte baja de la espalda sirve también como pivote del cuerpo, permitiéndole moverse hacia adelante, atrás y hacia los lados.

El dolor agudo de espalda a menudo tiene su origen en una lesión o accidente y se conoce su causa. Pero es menos clara la causa del dolor de espalda persistente que presentan algunas personas. El dolor puede estar relacionado con uno de los siguientes trastornos:

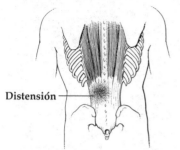

Distensión

La parte baja de su espalda, un punto pivote para girar en la cintura, es vulnerable a la distensión muscular.

Distensión y espasmo muscular

La distensión muscular es una causa frecuente de dolor de espalda. Puede ocurrir cuando usted levanta un objeto demasiado pesado, se dobla demasiado o está de pie demasiadas horas. Puede ocurrir también espasmo muscular. El espasmo es la respuesta de la espalda a la lesión, que tiene por objeto inmovilizarla y evitar mayor daño. Cualquier movimiento de los músculos lesionados puede iniciar una onda de dolores punzantes.

Las buenas noticias son que aproximadamente 90 por ciento de estas distensiones se cura en las primeras cuatro semanas, generalmente mucho antes. El 10 por ciento restante tarda más tiempo en desaparecer. En algunos casos el dolor nunca desaparece y se convierte en un problema crónico.

Ciática

Este trastorno recibe su nombre del nervio ciático que se extiende hacia abajo de cada pierna, del glúteo al talón. La inflamación del nervio o la compresión de la raíz nerviosa en la parte baja de su espalda puede causar ciática. Usted puede sentir el dolor que irradia desde la espalda hacia abajo al glúteo y a su pierna. Puede presentar también hormigueo o debilidad muscular.

Generalmente el dolor desaparece espontáneamente. Sin embargo, la compresión nerviosa severa puede causar debilidad muscular progresiva y dolor continuo.

Nervio ciático

La ciática es el dolor que irradia de la espalda al glúteo y a la pierna. Puede ser causado por inflamación o compresión de las raíces del nervio ciático.

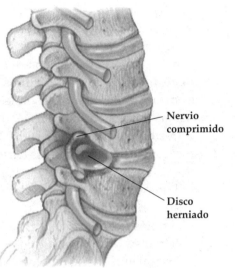

El desgaste o los traumatismos pueden hacer que los discos se rompan (hernien), produciendo una presión dolorosa sobre los nervios.

Nervio comprimido

Disco herniado

Disco herniado

El desgaste normal y la distensión pueden hacer que uno de los discos que se encuentran entre los huesos de su espalda (vértebras) protruya o se rompa (algunas veces llamado "disco deslizado"). Cuando el disco se rompe, su parte interna, de consistencia gelatinosa, sale de su posición normal entre las vértebras.

Mucha gente tiene discos dañados y no siente molestias. Pero si el material que protruye presiona un nervio adyacente, el trastorno puede ser doloroso.

Generalmente la ruptura cicatriza con el tiempo y el dolor desaparece. Pero en algunos casos el dolor puede persistir.

Causas adicionales

Otros trastornos que pueden producir dolor de espalda crónico incluyen:
- Degeneración articular por artritis
- Pérdida de masa ósea debida a osteoporosis
- Disminución del tono muscular causada por inactividad física

Síndrome de dolor regional complejo

Un piquete de un animal puede iniciar este tipo de dolor. También una fractura, torcedura, incisión quirúrgica o muchas otras lesiones, generalmente en las manos o en los pies. Antes de que pase mucho tiempo usted puede presentar una diversidad desconcertante de síntomas dolorosos no sólo en el sitio de la lesión, sino también más allá.

Este trastorno se conocía como distrofia simpática refleja porque se creía que se originaba en una reacción excesiva del sistema nervioso simpático, parte del sistema nervioso autónomo que controla la frecuencia cardíaca, la presión arterial y la temperatura de la piel. Pero ahora los médicos no están seguros de cuál es su causa. De hecho, el síndrome de dolor regional complejo —a menudo llamado SDRC— es una de las formas menos comprendidas de dolor crónico.

El trastorno es difícil de diagnosticar porque es similar a otros trastornos relacionados con los nervios. Sin embargo, típicamente incluye estas características peculiares:

- El dolor tiene mayor duración e intensidad de lo que usted esperaría de la lesión
- Cambios del flujo de sangre a la piel en el área afectada que alteran su temperatura y color
- Crecimiento anormal del vello en el miembro afectado

En la mayoría de los casos el dolor persiste más de seis meses, y aproximadamente en el 25 por ciento de los casos, un año o más.

Endometriosis

Se desarrolla endometriosis cuando fragmentos del revestimiento del útero de una mujer (endometrio) salen del útero por las trompas de Falopio. Estos fragmentos se plantan en otros órganos pélvicos, como las paredes de la pelvis y las paredes externas de los ovarios o de las trompas de Falopio.

Algunas mujeres con endometriosis no presentan dolor, pero otras tienen dolor frecuente. El dolor puede ser constante o aparecer y desaparecer. A menudo se describe como una presión sobre el abdomen, espalda y recto que puede irradiar a la vagina, músculos cercanos y muslos.

Otros síntomas pueden incluir:

- Cólico intenso durante los periodos menstruales y dolor que se extiende desde una semana antes hasta una semana después de cada periodo
- Dolor pélvico profundo durante las relaciones sexuales
- Dolor durante las evacuaciones o al orinar

La endometriosis generalmente no se desarrolla sino hasta después del inicio de la menstruación y raras veces ocurre después de la menopausia. En algunas mujeres el trastorno se agrava con el tiempo.

Fibromialgia

La fibromialgia es un trastorno que se localiza en los músculos, tendones y ligamentos. Difiere de la artritis en que el dolor está en los tejidos adyacentes a las articulaciones y no en las articulaciones. A diferencia de la artritis, no causa inflamación, únicamente dolor.

El síntoma principal de la fibromialgia es un "dolor generalizado". Puede ser un dolor profundo o una sensación de ardor. Otros síntomas asociados a la fibromialgia pueden incluir:

- Fatiga crónica
- Trastornos del sueño
- Rigidez
- Dolor de cabeza
- Dolor con la menstruación
- Problemas digestivos
- Hormigueo
- Adormecimiento
- Sensibilidad a los cambios del clima y temperatura

Debido a que los síntomas son muchos y variados y no siguen un patrón consistente, la fibromialgia es a menudo llamada síndrome de fibromialgia.

Con mayor frecuencia los síntomas de la fibromialgia se presentan alrededor de los 30 años de edad. Pueden aparecer y desaparecer, pero generalmente no desaparecen por completo. Aunque la fibromialgia tiende a quedarse, no es progresiva, invalidante, ni pone en peligro la vida.

Los médicos no están seguros de cuál es la causa de este trastorno. Una teoría es que ciertos factores como el estrés, la falta de sueño, los traumatismos físicos o emocionales o la falta de condición física, pueden precipitar el trastorno en las personas que son más sensibles al dolor. Muchas otras posibilidades respecto a su causa se encuentran también en estudio.

Los médicos generalmente diagnostican la fibromialgia después de que han hecho pruebas y han eliminado la posibilidad de otros trastornos.

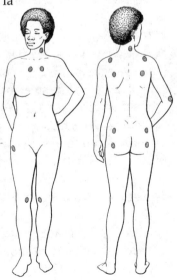

Localizaciones frecuentes del dolor asociado a la fibromialgia.

Dolor de cabeza

De todos los dolores que presenta la gente, el dolor de cabeza es la queja más generalizada. Casi todos tienen dolor de cabeza alguna vez.

El dolor de cabeza puede variar entre molestias transitorias hasta el dolor que lo hace acostarse durante días y regresa tan a menudo que se convierte en un problema crónico.

Hay varios tipos de dolor de cabeza. La mayoría se encuentra en las siguientes tres categorías:

Tipo tensional

Comprende nueve de cada 10 dolores de cabeza. Varían de leves a intensos, y pueden desorganizar su rutina diaria en diferente grado. Puede usted presentar un dolor que aumenta lentamente, sordo, tenso, opresivo, que envuelve su frente, cuero cabelludo, parte posterior del cuello o ambos lados de su cabeza. Ocasionalmente el dolor puede ser ardoroso o pulsátil.

Muchos casos de dolor de cabeza de tipo tensional parecen ser el resultado de la contracción de los músculos externos del cráneo. Existen algunas evidencias de que el aumento de tamaño de los vasos sanguíneos de su cuero cabelludo puede contribuir al dolor. Los dolores de cabeza de tipo tensional son precipitados a menudo por eventos estresantes como un trabajo demandante, un choque en su viaje diario al trabajo o una discusión fuerte con un amigo o familiar. Estar viendo la computadora todo el día puede producir también dolores de cabeza de tipo tensional. Si la tensión persiste, el dolor de cabeza puede convertirse en un problema crónico.

Migraña

Más de 20 millones de estadounidenses presentan una variedad más intensa de dolor de cabeza conocida como migraña. Este tipo de dolor de cabeza no sólo atrae su atención, sino que también puede interrumpir su forma de vida.

La migraña generalmente produce un dolor pulsátil en un lado de su cabeza, a menudo en la sien o en la frente. Las luces brillantes y los ruidos fuertes pueden intensificar el dolor, y puede sentir náusea y vomitar. El dolor puede variar de moderado a severo. La mayoría de las migrañas persiste sólo unas horas antes de llegar a su máximo y disminuir lentamente.

Antes se creía que la migraña se relacionaba principalmente con la circulación de la sangre. Durante la migraña los vasos sanguíneos del cerebro, cuello y cuero cabelludo se tensan, reduciendo la sangre que llega a su cerebro. Esta tensión es seguida por una súbita expansión de

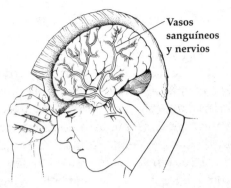

Vasos
sanguíneos
y nervios

La migraña parece originarse en el
desequilibrio de las sustancias químicas
del cerebro que hacen que los vasos
sanguíneos del cerebro se dilaten y envíen
señales de dolor.

los vasos que se dilatan, haciendo que la sangre llegue rápidamente a
ellos, produciendo hinchazón y dolor.

Los investigadores creen ahora que estos cambios son el resultado y
no la causa de la migraña. Una causa más probable es un desequilibrio
de las sustancias químicas del cerebro. Las sustancias químicas pueden
estar relacionadas en alguna forma con la migraña, incluyendo la
sustancia química del cerebro, serotonina. Durante el dolor de cabeza
los niveles de serotonina generalmente disminuyen.

Un 10 por ciento de las personas con migraña recurrente tiene
signos de advertencia de un dolor de cabeza inminente. Estas señales,
llamadas auras, a menudo comprenden sensaciones de hormigueo o
distorsiones visuales, como visión borrosa o luces zigzagueantes.
Generalmente duran menos de una hora.

La migraña parece ser hereditaria. También puede ser precipitada
por varios factores:

Fluctuaciones hormonales. Tres veces más mujeres que hombres
tienen migraña. Aproximadamente 65 por ciento de las mujeres que tienen
migraña refiere que ocurre inmediatamente antes, durante o
inmediatamente después de su periodo menstrual. Los estrógenos que
se encuentran en las pastillas anticonceptivas y en la terapia hormonal
de reemplazo pueden precipitar migraña en algunas mujeres. En otras
mujeres la migraña disminuye cuando toman estrógenos.

Dieta. Entre 8 y 25 por ciento de las personas con migraña señalan
un alimento en particular como fuente de sus ataques. Los más
frecuentes son alcohol (especialmente vino rojo y cerveza) quesos
añejos, chocolate, cafeína, glutamato monosódico (GMS) y alimentos
conservados en vinagre o salmuera.

Ambiente. Muchas personas mencionan la luz brillante, olores
penetrantes o cambios en las condiciones del clima como precursores
de la migraña.

Estilo de vida. El estrés de la vida diaria puede precipitar migraña. La migraña puede resultar también de alteraciones del sueño, fatiga extrema y por omitir alimentos.

Medicinas. Varias medicinas pueden precipitar migraña en personas susceptibles al dolor de cabeza. Incluyen ciertas medicinas para la presión arterial alta, algunos diuréticos y medicinas para el asma, pastillas anticonceptivas y terapia hormonal de reemplazo. El uso frecuente de medicinas para el dolor puede producir también migraña. La migraña que se origina en el uso excesivo de medicinas para el dolor se conoce como dolor de cabeza de rebote (vea capítulo 12, página 123).

Dolor de cabeza en racimo

Un dolor de cabeza en racimo es un dolor de cabeza raro pero intenso, peor que una migraña intensa y uno de los dolores de cabeza más excruciantes imaginables. Se siente como si un hierro candente se introdujera en su ojo o un taladro en su cráneo. El sitio del dolor generalmente es uno de los lados de la cabeza, a menudo alrededor de un ojo o cerca de la parte media de la cara o de los dientes. Acostarse agrava el dolor.

Otros síntomas del dolor de cabeza en racimo pueden incluir escurrimiento nasal, enrojecimiento de los ojos y lagrimeo, o una cara sudorosa y un párpado caído.

El término racimo se utiliza porque el dolor de cabeza ocurre en racimos durante varios días o semanas, luego generalmente desaparece durante varios meses antes de regresar de nuevo. Cuando llega el dolor de cabeza, a menudo lo hace al mismo tiempo todos los días, y con frecuencia en la noche. Generalmente el dolor de cabeza es de corta duración, de 30 a 90 minutos.

Aproximadamente nueve de cada 10 personas que presentan dolores de cabeza en racimo son hombres, especialmente fumadores y bebedores de alcohol. Algunos dolores de cabeza en racimo parecen también relacionarse con los cambios estacionales y la cantidad de luz del día.

Debido a que los dolores de cabeza en racimo son raros, algunas veces se diagnostican equivocadamente. Pueden confundirse con una migraña intensa, una infección de los senos o inclusive un problema dental, porque el dolor puede ocurrir cerca de la boca.

Cistitis intersticial

Este trastorno doloroso de la vejiga afecta principalmente a las mujeres. Es resultado de la inflamación crónica de la pared de la vejiga. Sin embargo, no se conoce su causa.

Los síntomas incluyen presión, dolor espontáneo y con presión alrededor de la vejiga, además de una menor capacidad de la vejiga, una necesidad frecuente de orinar y dolor de espalda. En algunas personas el dolor puede ser tan intenso que tienen problemas para conducir un automóvil o inclusive sentarse en un escritorio.

El trastorno a menudo simula los síntomas de una infección del tracto urinario, pero las pruebas de la orina no detectan bacterias y los antibióticos no alivian el dolor.

Síndrome del colon irritable

El síndrome del colon irritable es un trastorno complejo del tracto intestinal inferior que causa dolor, distensión, gas y episodios recurrentes de diarrea o estreñimiento. Es un trastorno gastrointestinal común y una razón frecuente por la que las personas acuden con un médico.

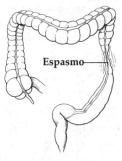

El dolor que acompaña a este trastorno se localiza a menudo por debajo del ombligo y puede ser sordo o agudo y súbito. El trastorno puede originarse en cambios en los nervios que controlan las sensaciones o en contracciones musculares del intestino. Su sistema nervioso central o los cambios hormonales pueden desempeñar también un papel. Las fluctuaciones hormonales ayudan a explicar por qué los síntomas de algunas mujeres son mayores antes o durante la menstruación.

Algunas evidencias muestran que la gente con síndrome del colon irritable tiene intestinos que reaccionan más fuertemente al estrés, a la actividad o a la dieta que la gente sin este trastorno. Existen pocas evidencias de que el síndrome del colon irritable sea resultado de determinados alimentos. Sin embargo, en algunos casos, los alimentos grasos, los frijoles y otros alimentos que producen gas, el alcohol, la cafeína y el exceso de fibra pueden agravar los síntomas.

Un espasmo en la pared del intestino puede causar dolor abdominal y otros síntomas desagradables frecuentemente asociados al síndrome del colon irritable.

Dolor de boca, mandíbula y cara

Algunas personas presentan dolor crónico en la boca, mandíbulas y cara (dolor orofacial). A menudo este dolor es resultado de problemas dentales, como caries o enfermedades de las encías. Pero algunas veces puede originarse en otros trastornos orofaciales.

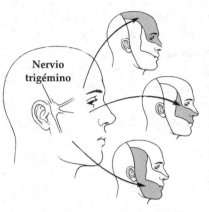

Nervio trigémino

Si usted tiene neuralgia del trigémino, el dolor puede ocurrir en las áreas inervadas por una de las tres ramas del nervio trigémino (quinto par craneal).

Neuralgia del trigémino

También conocida como tic doloroso, este dolor se presenta típicamente cuando un vaso sanguíneo se pone en contacto con el nervio trigémino y presiona al nervio. El nervio trigémino se ramifica a través de la cara y controla las sensaciones faciales y algunos músculos de la masticación.

El resultado es un dolor semejante a una descarga eléctrica en un lado de la cara. Es súbito y lo suficientemente intenso como para sacudir su cabeza hacia atrás como si hubiera sido golpeado. Los episodios de dolor pueden persistir unos cuantos segundos o varios minutos, regresando generalmente muchas veces al día.

Para algunas personas, inclusive el toque más ligero puede precipitar el dolor como por ejemplo al rasurarse, comer, hablar, una brisa ligera o caminar en un cuarto con aire acondicionado.

Trastornos de la articulación temporomandibular

Las articulaciones temporomandibulares localizadas a cada lado de la cara unen la mandíbula al cráneo. Los trastornos de la articulación temporomandibular se refieren a un grupo de síntomas que afectan a estas articulaciones y sus músculos. Un síntoma frecuente es el dolor en la cara, cuello u oídos. Otros síntomas incluyen dolores de cabeza, bloqueo de la mandíbula y ruidos en la mandíbula durante el uso normal.

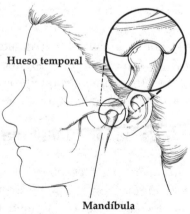

Hueso temporal

Mandíbula

La articulación temporomandibular es una articulación en bisagra situada a cada lado de la cabeza en donde la mandíbula se pone en contacto con el hueso temporal del cráneo. La inflamación, traumatismo o dislocación de esta articulación puede producir dolor.

Existen varias teorías respecto a las causas de estos trastornos. Incluyen traumatismos en las articulaciones, degeneración de las articulaciones y tal vez inclusive la influencia de las hormonas.

Otras causas

El dolor orofacial puede ocurrir por otras razones que no se comprenden bien y que son difíciles de diagnosticar. Muchas veces, el dolor se desarrolla después de un tratamiento dental o una lesión facial. Puede ser un dolor o ardor constante o puede llegar en forma de descargas frecuentes. El daño al nervio en un diente y el daño a los nervios de la cara son posibles causas.

Dolor en el cuello

En forma similar al dolor de espalda, una lesión o una mala postura pueden causar distensión de los músculos, ligamentos o tendones del cuello, produciendo inflamación y dolor. La mayoría de las veces el dolor dura sólo unos cuantos días o semanas. Ocasionalmente puede convertirse en crónico.

El dolor del cuello puede originarse también en un disco herniado o degeneración de las articulaciones de la parte superior de la columna vertebral como resultado de osteoartritis o pérdida de masa ósea (osteoporosis). En lugar de deslizarse una sobre otra suavemente, las superficies óseas de su cuello se rozan una sobre otra, causando rigidez y dolor.

A menudo un dolor lleva a otro. Usted automáticamente tensa los músculos de su cuello para evitar más movimiento en un punto doloroso. La tensión produce dolor, y puede precipitar también un espasmo doloroso.

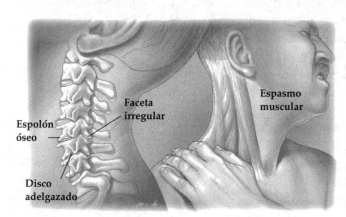

Espolón óseo

Faceta irregular

Espasmo muscular

Disco adelgazado

Los discos entre los huesos del cuello pueden adelgazarse y perder elasticidad. Pueden formarse crecimientos óseos (espolones). Al rozar las articulaciones con mayor fuerza de lo normal, las superficies en donde se encuentran (facetas) se vuelven irregulares. Pueden producir dolor.

Lesiones por distensión debidas a exceso de uso

Estas lesiones son resultado del exceso de uso de los músculos y tendones, sobre todo de las manos, muñecas y brazos. El síntoma más notorio es el dolor. Pero una lesión por exceso de uso puede causar también hormigueo, debilidad, adormecimiento, hinchazón y rigidez.

Un túnel estrecho en la muñeca (túnel del carpo) protege al nervio mediano, que lleva la sensibilidad a sus dedos. Cuando se produce hinchazón dentro del túnel, el nervio mediano puede comprimirse, produciendo dolor.

Los usuarios de computadoras, empleados de líneas de ensamblaje y cortadores de carne se encuentran entre los más frecuentemente afectados por una lesión por exceso de uso. Pero puede ocurrir en cualquier persona que realiza movimientos repetidos en sus actividades diarias.

El síndrome del túnel del carpo es la lesión por exceso de uso más reconocida. Es resultado del roce constante sobre la muñeca, que puede inflamar los tendones que pasan por debajo del ligamento del carpo, ligamento que se extiende en el lado palmar de la muñeca. Cuando los tendones se hinchan presionan un nervio cercano debajo del ligamento del carpo produciendo dolor. Debido a que el nervio se extiende hacia arriba del brazo hasta el cuello, usted puede sentir el dolor en cualquier lugar de ese recorrido.

Más frecuentemente el resultado es hormigueo, adormecimiento o dolor que empieza en la muñeca y baja hacia el pulgar y los primeros tres dedos. Algunas personas refieren que sus síntomas se agravan durante la noche por la posición de su muñeca o brazo mientras están dormidos. La posición de sus muñecas cuando sostiene un libro o conduce un automóvil puede intensificar también el dolor.

Dolor en el piso pélvico

Los músculos del piso pélvico están localizados en el fondo de su pelvis, entre sus piernas. Envuelven al recto y se insertan en la parte anterior de la pelvis. Los músculos ayudan a eliminar los desechos corporales. Pero si no trabajan apropiadamente, pueden causar dolor recurrente.

En algunos casos el dolor puede ser resultado de espasmo muscular intenso. Otras veces los músculos no se relajan como deben hacerlo normalmente durante la evacuación. En su lugar se contraen inclusive más, causando estreñimiento y dolor. La causa de los trastornos de estos músculos es a menudo desconocida.

Neuropatía periférica

Este trastorno relacionado con los nervios afecta con más frecuencia las manos y los pies, causando un dolor con adormecimiento que generalmente se acompaña de hormigueo. En algunos casos el dolor puede ser punzante o ardoroso.

La neuropatía periférica puede ser resultado de muchas causas, incluyendo efectos secundarios de medicinas, infecciones o deficiencias de vitaminas. Las causas más frecuentes son diabetes, alcoholismo y enfermedades autoinmunes (como artritis reumatoide o lupus) que pueden dañar las pequeñas terminaciones nerviosas. En ocasiones la causa de la neuropatía periférica no es clara. El trastorno generalmente se inicia con una sensación de hormigueo en los dedos o en las plantas de los pies que se extiende hacia arriba. Ocasionalmente empieza en las manos y se irradia a los brazos. El hormigueo puede seguir y proseguir en la misma forma. Su piel puede volverse altamente sensible, e inclusive el toque más ligero puede precipitar el dolor.

Neuralgia postherpética

La neuralgia postherpética se refiere al daño del nervio que ocurre como resultado del herpes zoster, una infección viral. Las fibras dañadas no son capaces de enviar mensajes normales de dolor. En su lugar, los mensajes se distorsionan y exageran, produciendo un dolor inexorable y a menudo intenso.

El dolor asociado a este trastorno puede tomar formas diferentes: ardoroso, agudo y

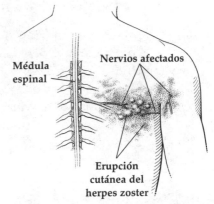

La erupción cutánea del herpes zoster se asocia a inflamación de los nervios que se encuentran debajo de la piel. El daño al nervio puede producir la neuralgia postherpética.

punzante o profundo. Su piel puede volverse hipersensible. El toque más ligero de la ropa o inclusive un cambio de temperatura puede producir una reactivación del dolor.

La neuralgia postherpética afecta a la mitad de las personas mayores de 60 años que tienen herpes zoster y a 75 por ciento de las personas mayores de 70 años de edad con herpes zoster. En muchas personas el trastorno desaparece gradualmente en forma espontánea, pero puede tardar varios años.

Causas desconocidas

Algunas veces el dolor crónico se desarrolla sin razón aparente. A pesar de pruebas repetidas, su médico no puede relacionarlo con una causa o trastorno físico identificable. Esto no significa que el dolor no exista. Simplemente quiere decir que su dolor puede estar asociado a factores difíciles de diagnosticar.

Su salud también se afecta por la interacción de su mente y su cuerpo. En algunas personas, los aspectos psicológicos pueden desempeñar un papel importante en el dolor crónico. Por ejemplo, las personas que han sufrido abuso sexual u otros tipos de abuso físico parecen tener mayor riesgo de desarrollar dolor pélvico o abdominal crónico. No se conoce si el dolor es el resultado de lesiones físicas o tiene su origen en estrés o cicatrices emocionales. Puede ser debido a una combinación de factores.

¿Es crónico el dolor del cáncer?

Muchas personas consideran el dolor del cáncer como una forma de dolor crónico, pero no lo es. El dolor del cáncer generalmente se considera una forma aguda de dolor porque es causado por daño a los tejidos. El dolor a menudo se origina en tumores que presionan nervios o que interfieren con el flujo de sangre o con el funcionamiento de sus órganos internos. O puede ser resultado de los tratamientos dirigidos a la curación de la enfermedad.

Debido a que el dolor es agudo, el manejo de este tipo de dolor es diferente. Sin embargo, algunas de las técnicas utilizadas para controlar el dolor crónico pueden ser también de utilidad en el manejo del dolor del cáncer.

Capítulo 3

Ciclos del dolor crónico

L a gente que vive con dolor crónico a menudo compara su vida a una vuelta en la montaña rusa. Hay días buenos, cuando se siente de buen humor, seguidos de días malos cuando su humor se hunde y se siente indefenso. Raras veces el dolor permanece en el mismo nivel. El dolor no tiene límites. Cuando una parte de usted tiene dolor, todo su cuerpo reacciona.

Al tratar de entender, aceptar y manejar su trastorno, sus emociones pueden pasar por una serie de altibajos. Esto es especialmente cierto si tiene un dolor debilitante. A menudo estos cambios conductuales y emocionales presentan un patrón predecible.

Ciclos de comportamiento

Uno de los primeros efectos notorios del dolor crónico es el cambio que sufren sus actividades diarias. Las tareas regulares a menudo se hacen más difíciles, inclusive imposibles.

El escenario siguiente es un ejemplo de cómo funciona a menudo el dolor crónico, cómo puede fácilmente alterar su rutina y su comportamiento.

Etapa 1: Disminución de la actividad

Debido a su dolor, sólo barrer una parte de basura de su jardín —mucho más si se limpia todo— parece una tarea demasiado grande. Por lo tanto, mejor deja que caigan las hojas. Pero cada vez que pasa por la ventana, recuerda lo que no puede hacer.

Podría contratar a alguien que corte el pasto de su jardín, pero eso cuesta dinero. Podría hacer que lo haga algún familiar, pero pueden resentir que usted no ayuda. Además, no le agrada la idea de ver a otros tomar las responsabilidades que a usted le corresponden.

Por lo tanto, usted espera un día sentirse mejor.

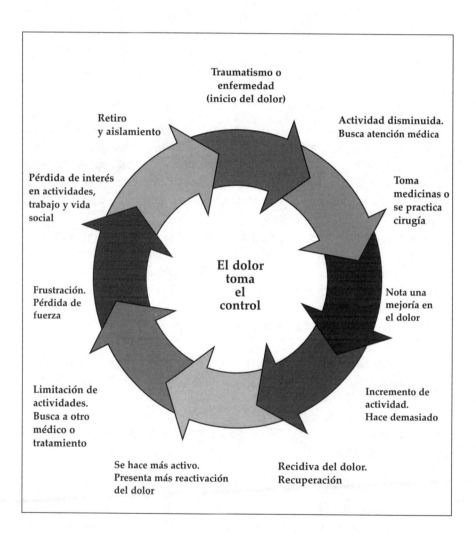

El dolor crónico no controlado frecuentemente causa este patrón de comportamiento, empezando en la parte superior del círculo y moviéndose en sentido de las manecillas del reloj.

Etapa 2: Aumento de la actividad

Cuando llega el día en que su dolor parece estar mejorando, corta el pasto de su jardín. Pero usted también lleva recados, limpia el garage y sale a cenar con sus amigos.

Trabaja un día como superhéroe. Pero mientras se siente bien, ¿por que no hacer todas las cosas que ha dejado de hacer?

Etapa 3: Más dolor, menos actividad

Al día siguiente apenas puede moverse. Se siente peor que antes de su día de superhéroe. Se castiga a usted mismo por tratar de hacer demasiado a la vez y pasa los días siguientes descansando y tratando de recuperarse.

Eventualmente empieza a sentirse mejor. Pero al empezar a ser más activo, su dolor se agrava. Pensando que la única forma de controlar su dolor es limitar toda su actividad física, usted pasa muchas de sus tareas diarias a sus familiares o amigos y pasa más tiempo en la cama o en el sofá.

Entre tanto, las hojas siguen cayendo, los amigos siguen llamándolo, y usted no se siente como para hacer nada.

Etapa 4: Pérdida de fuerza y de condición física

El tiempo que pasa acostado lo hace sentir cansado, débil y menos capaz de terminar lo que hace. Debido a su prolongada inactividad, su energía se está esfumando. Se fatiga fácilmente, inclusive el pensamiento del trabajo físico es intimidante.

Etapa 5: Retiro y aislamiento

Usted encuentra que pasa más tiempo solo y menos tiempo con los que lo quieren. Debido a que dejó de salir con sus amigos, ellos ya dejaron de llamarlo. Se imaginan que de todos modos usted los dejó, ¿por qué molestarse entonces?

Su familia se ha acostumbrado a hacer las cosas sin usted. No sólo pueden ahora recoger la basura del jardín sin su ayuda, sino que también han empezado a salir a comer fuera o a asistir a eventos sociales sin usted. Piensan que se están acomodando a usted no "forzándolo" a ir.

Usted se retira más todavía de su familia, amigos y actividades favoritas. Eventualmente llega un día en que empieza a sentirse mejor. Es seguido por otro día bueno y se siente optimista de que su trastorno finalmente está mejorando. Pero de nuevo, su dolor se reactiva y el ciclo se repite.

Cómo comunicar su dolor

Cuando usted tiene dolor los demás pueden a menudo saberlo por sus acciones. Estas acciones, llamadas comportamientos del dolor, se refieren a cosas que usted hace o dice para indicar a la gente que usted tiene dolor. Son una forma de llamar la atención hacia su dolor, consciente o inconscientemente.

Los comportamientos del dolor son una respuesta natural. Durante un periodo inicial de dolor agudo, pueden ayudar a reducirlo. Pero con el tiempo se vuelven inefectivos. Para la gente que tiene dolor crónico, los comportamientos del dolor se convierten a menudo en un hábito.

Los comportamientos frecuentes del dolor incluyen:
- Cojear
- Llorar
- Gemir
- Hacer gestos
- Limitar la actividad
- Permanecer en cama
- Adoptar una postura protectora
- Hablar sobre el dolor o la cirugía
- Aislarse de los demás

La gente que se encuentra alrededor de usted reacciona en una de dos formas a los comportamientos del dolor: Se fastidian ("No otra vez") o se vuelven demasiado atentos a los comportamientos ("Vamos a ver, déjeme hacerlo"). Cualquier respuesta crea una relación desigual en la cual la gente tiende a enfocarse más en sus comportamientos que en sus pensamientos o sentimientos.

Los comportamientos del dolor consumen mucha energía que podría dirigirse hacia otras actividades más productivas, como tomar los pasos necesarios para manejar el dolor.

La lección es que los comportamientos del dolor no ayudan a su situación y pueden perjudicar sus relaciones personales, así como su autoestima.

Ciclo emocional

Igual que su comportamiento fluctúa cuando tiene dolor, así sucede con sus emociones. A menudo van de la mano: mientras más cosas puede hacer, mejor es su estado de ánimo, y mientras menos cosas pueda hacer, peor es su estado de ánimo. Como sus comportamientos, sus emociones tienden también a seguir un patrón cíclico.

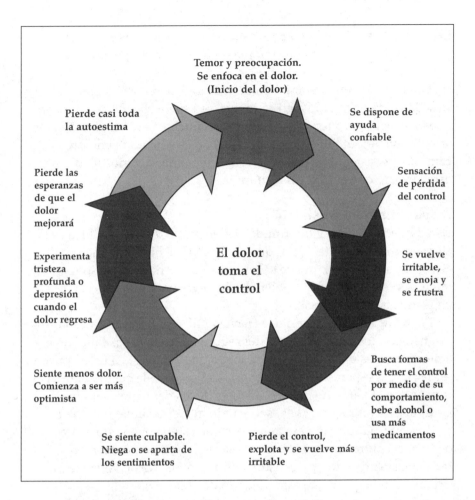

El dolor crónico no controlado frecuentemente causa este patrón de emociones, empezando en la parte superior del ciclo y moviéndose en el sentido de las manecillas del reloj.

Etapa 1: Temor y preocupación

Cuando usted presenta dolor, primero tiene temor y preocupación. Se preocupa de que su dolor pueda ser un síntoma de alguna enfermedad incapacitante o severa. Su dolor se convierte en el foco de su atención. Mientras más se preocupa por el dolor, parece agravarse más, y a su vez, es más difícil de ignorar.

Etapa 2: Esperanza y promesa

Cuando usted descubre finalmente lo que precipita el dolor, su temor y preocupación son reemplazados por la esperanza de que su médico podrá hacer que desaparezca su dolor, y que su vida regrese pronto a lo normal. Si su médico no puede encontrar la causa, por lo menos saber que su dolor no es un síntoma de un trastorno que pone en peligro su vida lo hace sentir mejor.

Usted piensa que curar su dolor es una petición razonable. En la sociedad actual, cuando algo se rompe, se espera encontrar a alguien que lo arregle. Pero reparar su cuerpo es mucho más complicado que arreglar un automóvil o un aparato de la casa. Cuando el dolor continúa persistiendo a pesar de visitas repetidas a varios médicos, usted espera que empiece a disminuir.

Etapa 3: Enojo y frustración

Usted queda abatido y deprimido por el estado de su vida. Ésta es la etapa en que pregunta, "¿Por qué yo?" y "¿Qué hice para merecer esto?" En algún nivel, puede saber que el dolor no es un castigo, pero todavía se siente como si hubiera hecho algo malo y ahora está pagando las consecuencias.

Puede usted encontrar que es fácil ventilar su frustración con otros: los médicos, los representantes del seguro e inclusive sus familiares y amigos, pero es un enojo desplazado. Lo que le molesta a usted pueden ser las largas esperas en el consultorio del médico, la cuenta al final de cada visita, el aumento de dependencia de los demás, el sentido de pérdida del control, o tal vez, sobre todo, no tener alivio del dolor.

Al sentir que su vida es cada vez menos suya, puede tratar de obtener el control en otras formas destructivas, como aumentando las medicinas para el dolor o consumiendo alcohol. Puede volverse más irritable con la gente que está tratando de ayudarlo.

Etapa 4: Culpa y aislamiento

Se siente culpable de las cosas que ha dicho y hecho. En lugar de comunicar esta culpa, se retira de la gente para no descargar su enojo en ellos.

Se siente culpable también porque no es capaz de hacer lo que le corresponde. Su cónyuge o hijos han tomado algunos de sus deberes, como las responsabilidades de los padres, limpiar la casa o el jardín. En el trabajo, no puede mantener el paso normal y sus compañeros tienen que ayudarle. En lugar de ventilar sus frustraciones, puede empezar a contener sus emociones y mantenerlas dentro de usted.

Etapa 5: Esperanza renovada, seguida de depresión

Gradualmente, o tal vez más bien súbitamente, usted se siente mejor. Está optimista de que su trastorno finalmente está mejorando o que el nuevo tratamiento está funcionando. Con excitación, empieza

La maldición del que desea lograr todo

Vivir con dolor crónico no es fácil para nadie. Pero puede ser aún más complicado si siempre se ha enorgullecido de ser un perfeccionista o estar siempre en buena forma.

Si usted es el tipo de persona que hace todo bien y se le busca porque completa los proyectos a tiempo, hace galletas para vender o es el entrenador del equipo infantil de beisbol, no poder realizar estas actividades puede ser devastador.

Cuando el dolor crónico hace acto de presencia y el deseo de lograr todo tiene que transformarse en ser como cualquiera, puede provocar en algunas personas ser víctimas del pensamiento de "todo o nada".

Si no pueden cumplir el compromiso no quieren ser tomados en cuenta. Se alejan completamente de esas actividades normales, se vuelven retraídos y entran en depresión.

nuevamente a llevar su vieja rutina. Pero después de un tiempo, el dolor regresa y usted se desilusiona profundamente y pierde toda esperanza de recuperación. Se siente deprimido y encuentra que casi no puede ni levantarse de la cama en la mañana. Las cosas que le interesaban, como su apariencia personal o asistir a actividades familiares o sociales, no parecen ser importantes.

Empieza usted a sentir que ya no es amado o que ya no es necesario, y su autoestima está muy baja. Puede inclusive empezar a pensar que no merece amor y atención. Al aislarse cada vez más dentro de usted mismo, su dolor se convierte en el foco de toda su atención. El temor, aislamiento, y depresión, combinados con días sin hacer nada, hacen que sienta más el dolor. La intensidad de su dolor finalmente lo obliga buscar otras formas de tratamiento, preparándolo para la repetición del ciclo.

La respuesta de los familiares

Su dolor y la forma en que reacciona afectan también a su familia. Las respuestas a su comportamiento y emociones pueden llevar ciclos paralelos.

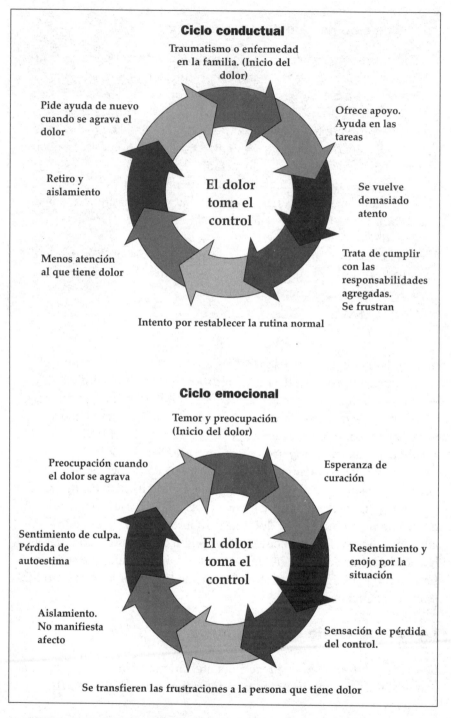

Ciclo conductual

Traumatismo o enfermedad en la familia. (Inicio del dolor)

Pide ayuda de nuevo cuando se agrava el dolor

Retiro y aislamiento

Menos atención al que tiene dolor

El dolor toma el control

Ofrece apoyo. Ayuda en las tareas

Se vuelve demasiado atento

Trata de cumplir con las responsabilidades agregadas. Se frustran

Intento por restablecer la rutina normal

Ciclo emocional

Temor y preocupación (Inicio del dolor)

Preocupación cuando el dolor se agrava

Sentimiento de culpa. Pérdida de autoestima

Aislamiento. No manifiesta afecto

El dolor toma el control

Esperanza de curación

Resentimiento y enojo por la situación

Sensación de pérdida del control.

Se transfieren las frustraciones a la persona que tiene dolor

Los familiares frecuentemente experimentan patrones de comportamiento y emoción similares a los de la persona que tiene el dolor.

Comportamientos de la familia

Cuando el dolor crónico se convierte en un problema, los familiares generalmente muestran un gran apoyo. A menudo están cada vez más atentos a usted, asegurándose que esté lo más cómodo posible. Trabajan más en la casa para que usted pueda relajarse y "mejorar".

Los familiares también se vuelven vigilantes para valorar su dolor y conocer cuáles actividades parecen mejorarlo o agravarlo. Lo observan y monitorizan de cerca, en un intento por ayudarlo a disminuir su dolor y ayudar a su médico a establecer un diagnóstico.

Cuando su dolor no mejora, la paciencia de su familia puede empezar a disminuir. En esta etapa empiezan a resentir la carga extra que han recibido. Y aunque la mayoría de los familiares sabe que no es culpa de usted, es difícil separar a la persona del dolor. Empiezan a retirarse y a poner menos atención en usted.

Emociones familiares

Los familiares a menudo pasan por las mismas emociones que usted. Inicialmente tienen temor de la causa del dolor. Después, cuando su tratamiento no parece funcionar y tienen más responsabilidades, se molestan y empiezan a preguntar, "¿Por qué yo?"–o más apropiadamente– "¿Por qué nosotros?"

Igual que usted, sus familiares a menudo sienten la pérdida del control sobre su vida diaria y su rutina normal. Esta frustración puede llevarlos a contener su afecto, pero están molestos con la situación que enfrentan. Pueden, sin intención, dirigir este enojo hacia usted.

Se sienten mal de estar molestos con usted, y a su vez, empiezan a sentirse mal con ellos mismos por la forma en que están actuando. "No soy una buena persona" y "debería poder manejar esto" son pensamientos frecuentes. Su culpabilidad lleva a menudo a aumento de la atención y el cuidado, empezando de nuevo el ciclo conductual.

Desafortunadamente, aunque usted y su familia comparten sentimientos comunes, puede ser difícil hablar de estos sentimientos. Sus familiares temen que parezca que los está culpando de su dolor. Tampoco quieren ser egoístas y desconsiderados. Usted puede tener muchos de estos mismos temores. Sin embargo, el silencio a menudo trae más resentimiento y frustración.

Para romper los ciclos

Puede pensar que los ciclos del dolor crónico nunca terminarán. Pero puede liberarse de ellos. La espiral descendente que suele acompañar al dolor crónico ocurre cuando usted enfoca su atención en el dolor. Para darle lugar al dolor, usted cambia su vida a menudo en formas que no le satisfacen.

Al aprender a manejar su dolor para que no sea el foco de atención, se podrá concentrar en las cosas que le dan placer y satisfacción. Este sentimiento renovado de control de su vida lo ayudará a terminar los ciclos del dolor.

Capítulo 4

Cómo reconocer los costos del dolor crónico

No todos experimentan los efectos expansivos del dolor crónico. Algunos pueden vivir con su dolor sin pasarle los costos a su vida diaria y a su salud en general. Otros no son tan afortunados. Si usted sufre significativamente debido a su dolor, no está solo.

Este capítulo detalla los costos personales y económicos asociados al dolor crónico. No es una discusión sostenida. Pero las buenas noticias son que la historia no termina aquí. Este libro está dedicado a mejorar la calidad de su vida a pesar de su dolor. En el capítulo que sigue usted aprenderá lo que puede hacer para ayudar a minimizar estos costos personales y económicos, y en algunos casos, a evitarlos.

Pérdida de la condición física

Usted sabe que necesita actividad física regular para estar sano. Pero cuando tiene dolor, no siente deseos de estar activo. Como mucha gente, puede haber empezado una rutina de ejercicio. Pero hizo demasiado el primer día. Al día siguiente se sintió peor y el solo pensamiento de volver a practicar ejercicio fue más de lo que usted podía manejar.

Los riesgos de la inactividad incluyen:

Composición corporal no saludable. La inactividad puede llevar a aumento de la grasa corporal. Además de aumentar de peso, una mayor proporción de la grasa corporal incrementa el riesgo de enfermedades cardiovasculares y diabetes. Debido a que muchas actividades físicas, como caminar, soportan peso, la inactividad puede debilitar también sus huesos y conducir a un mayor riesgo de osteoporosis.

Sistema inmunológico debilitado. Esto puede aumentar la susceptibilidad a infecciones, como resfriados e influenza.

Al perder su cuerpo la condición física, empieza a sentir como si nunca pudiera volver a estar sano de nuevo.

Pérdida de sueño

El dolor crónico reduce el sueño reparador. De acuerdo a una encuesta de Gallup patrocinada por la Fundación Nacional del Sueño, 62 por ciento de la gente con dolor crónico informó que despierta demasiado temprano debido a su dolor y que no puede volver a dormirse.

Además del efecto directo del dolor sobre el sueño, otros factores asociados al dolor crónico pueden influir indirectamente en el tiempo que descansa:

Falta de actividad física. La inactividad hace más difícil para usted relajarse y dormir bien.

Exceso de alcohol. Consumir demasiado alcohol reduce el sueño reparador interfiriendo con la capacidad de su cerebro para producir períodos adecuados de sueño profundo.

Medicinas. Algunas medicinas para el dolor pueden estimular su sistema nervioso, y no sentirse cansado.

Cuando no tiene un sueño adecuado, le falta energía, se irrita más fácilmente y no es capaz de enfrentar bien el dolor y el estrés. La falta de sueño puede deteriorar su salud. Su cuerpo necesita un sueño reparador para mantener todos sus sistemas funcionando adecuadamente.

Trastorno emocional

El dolor puede causar estragos en sus emociones. Un minuto puede sentirse bien, y el minuto siguiente el mundo parece desplomarse. Para algunos, esto es literal. Un accidente o una caída puede cambiar su vida en un instante. Para otros, el desarrollo de dolor crónico es un proceso más gradual. En cualquier caso, el dolor ha dividido su vida en dos partes distintas: la vida como la conocía antes del dolor y la vida como la conoce después.

En su nueva vida, puede sentirse indefenso y atrapado. Sus emociones pueden oscilar entre el temor y la frustración, el enojo y la apatía. Enfrentar estas emociones es a menudo difícil. Suspira por su vida anterior al dolor, pero mientras más lo hace, más frustrado o molesto se siente.

Cuando tiene dolor, su sentido de seguridad desaparece. ¿Y si pierdo mi trabajo? ¿Comprenderá mi familia? ¿Qué pensarán mis amigos de mí? Mientras más ansiedad le produce esta situación, más estresado se siente.

Con el tiempo, el estrés puede tener su costo, aumentado el riesgo de dolores de cabeza, trastornos intestinales y problemas cardiovasculares, incluyendo una forma de dolor de pecho (angina) y aumento de la frecuencia cardíaca.

Depresión

La depresión y el dolor crónico van a menudo de la mano. La tensión emocional, combinada con el dolor persistente, crean un remolino del que puede ser difícil de escapar. Los estudios indican que hasta la mitad de la gente con dolor crónico presenta depresión leve a severa.

Es natural presentar algunos síntomas de depresión cuando el dolor crónico se desarrolla por primera vez o durante períodos breves posteriormente. Su dolor también puede causar síntomas asociados a la depresión, como movimientos lentos o falta de energía. Pero si sus síntomas persisten varios meses o se vuelven intensos, puede sufrir de depresión.

Una persona con depresión puede tener algunos, la mayoría, o todos estos síntomas.

- Tristeza persistente
- Pérdida de interés o de placer en la mayoría de actividades
- Falta de responsabilidad y de su cuidado personal
- Irritabilidad y cambios de estado anímico
- Cambio del apetito y pérdida o aumento de peso
- Despertares recurrentes en la mañana y otros cambios en los patrones del sueño
- Sentimientos de inquietud
- Sentimientos de desesperación e impotencia
- Fatiga extrema, pérdida de energía o movimientos lentos
- Visión negativa del mundo y de los demás
- Sentimientos de inutilidad o sentimientos inadecuados de culpa
- Disminución de la concentración, atención y memoria

- Disminución de la libido
- Aumento del enfoque sobre los síntomas físicos
- Pensamientos de muerte o suicidio

No se sabe qué causa la mayoría de las depresiones, pero los factores psicológicos y biológicos pueden desempeñar un papel. Los factores genéticos, los desequilibrios de ciertas sustancias químicas del cuerpo o del cerebro o los patrones anormales del sueño pueden causar también depresión.

Independientemente de la causa, la depresión es un trastorno complejo que puede agravar el dolor. Esto se debe a que es difícil separar su estado de ánimo de la intensidad del dolor. La gente deprimida a menudo refiere dolor más intenso y más prolongado que los que no están deprimidos.

La depresión debe tratarse. Con tratamiento, hasta 80 por ciento muestra mejoría, generalmente en unas semanas. Sin embargo, muchos no reciben tratamiento porque no están conscientes de su problema o porque no consideran a la depresión como una enfermedad. Piensan que pueden manejar el trastorno.

Dificultades en el trabajo

Al principio, su jefe puede comprender su dolor. Tal vez disminuyó la carga de trabajo, o sus compañeros le ayudaron. Pero a menudo, al progresar el dolor las cosas cambian.

Los problemas con el jefe o la falta de comprensión de los compañeros puede hacer el lugar de trabajo un sitio estresante. Esto se agrega al dolor. Si usted tiene problemas para mantenerse al día, puede tener temor de perder su trabajo.

A menudo el resultado son algunas decisiones difíciles. Las opciones para controlar su dolor y estrés pueden incluir solicitar un día de trabajo más breve o cambiar de trabajo. Pero esto puede ser imposible, o puede involucrar algunos compromisos inaceptables. Por ejemplo, otra posición menos estresante puede no ofrecer un salario comparable o beneficios del seguro.

Tensión económica

Los gastos médicos, las medicinas y los días perdidos en el trabajo pueden hacer difíciles sus finanzas. Si el dolor lo ha forzado a dejar su trabajo, sus ingresos actuales pueden ser insuficientes para sus gastos.

Para enfrentar la disminución de ingresos, tal vez su cónyuge ha encontrado un nuevo trabajo o está trabajando horas adicionales.

Algunas personas llegan al punto en que deben hablar con un consultor financiero o cambiarse a una casa menos costosa para evitar la bancarrota. Todas estas preocupaciones económicas pueden complicar su dolor y afectar todavía más su autoestima.

Daño en las relaciones personales

La gente que una vez le ofreció apoyo y ayuda puede alejarse de usted. Ha seguido su vida y parece tener menos tiempo para usted.

Las relaciones familiares parecen estar también bajo tensión. Aun cuando su familia sabe que usted no tiene la culpa, están frustrados por la forma en que el dolor ha cambiado su vida y la de ellos.

La comunicación es en general difícil. Se irrita fácilmente y descarga sus emociones en los que están más cerca de usted, o por el contrario, se retira y no comparte sus pensamientos o sentimientos.

Su dolor puede poner en tensión sus relaciones sexuales. Algunas personas presentan dificultades sexuales por el dolor, el estrés o las medicinas. Otros evitan la intimidad y las relaciones sexuales porque no se sienten sexualmente atractivos y tienen temor de que las relaciones sexuales aumenten su dolor.

Dependencia química

Confiar en los medicamentos puede ser un efecto secundario molesto del dolor crónico. Los signos y síntomas de que las medicinas pueden ser un problema incluyen:

- Preocupación por tomar medicinas
- Tomar más medicinas de las prescritas
- Utilizar más de un médico o de una farmacia para obtener las medicinas
- Ocultar medicinas o mantener en secreto su uso
- Utilizar las medicinas de otra persona
- Olvidar cuando tomó la última pastilla
- Utilizar el departamento de urgencias para obtener medicinas
- Confusión o períodos en que no puede recordar acontecimientos

Algunos recurren al alcohol o a las drogas ilícitas para encontrar alivio del dolor y de la tensión. Estas drogas también pueden llevar a dependencia química. Además, cuando usted combina las medicinas de prescripción con otras drogas, incluyendo el alcohol, aumenta el riesgo de efectos secundarios peligrosos.

Tipos de dependencia

Hay tres tipos de dependencia química:

Aumento de la tolerancia. Al acostumbrarse su organismo a una droga, puede perder su eficacia. Para tener el mismo grado de alivio, empieza a tomar más dosis de la recomendada.

Dependencia física. Experimenta usted síntomas de abstinencia cuando el uso de la droga se suspende abruptamente o la dosis se reduce sustancialmente. Para controlar su dolor, confía en sus medicinas a intervalos regulares.

Adicción. La adicción implica tanto dependencia física como psicológica. Esto es posible con las medicinas de prescripción, así como con el alcohol y las drogas ilícitas, como mariguana y cocaína. Se obsesiona por una droga que lo lleva a la pérdida del control sobre su uso.

Efectos secundarios de la dependencia

Pueden desarrollarse problemas serios cuando se usan mal las medicinas:

Alteración de la función mental. Esto incluye confusión, incapacidad para concentrarse y pérdida de memoria.

Complicaciones físicas. Puede ocurrir daño a muchos de sus órganos, incluyendo el corazón, vasos sanguíneos, hígado, riñones y cerebro.

Tensión emocional. Puede presentar regularmente sentimientos de ansiedad, irritabilidad, apatía y depresión.

Un paso a la vez

Superar los costos de su dolor puede parecer intimidante. Pero recuerde que los problemas y trastornos que el dolor crónico puede producir están a menudo relacionados. Inclusive unos cuántos pasos pequeños pueden tener resultados notables. Por ejemplo, hacer un esfuerzo por reducir el estrés diario puede tener un efecto positivo sobre su salud física, sueño, trabajo, relaciones personales, finanzas y depresión. Al empezar a notar mejoría, la tarea por delante parece más alcanzable.

Capítulo 5

Cómo tomar el control de su dolor

Hay mucha gente con dolor crónico que disfruta una vida activa y productiva. Si usted no es uno de ellos, no hay razón para no serlo. Pero depende de usted que esto suceda.

No hay recetas rápidas para el dolor crónico. A menudo los médicos están limitados en lo que pueden hacer. Usted es el ingrediente clave. Si quiere que mejore su vida, necesita tomar la delantera.

Puede que no le agrade el hecho de que usted tiene dolor crónico. A nadie le agrada. Pero aferrarse a esperanzas o expectativas irreales sólo prolongará su frustración y contribuirá a sus sentimientos de inutilidad.

Cómo comprender su papel

El primer paso y el más importante para controlar su dolor es aceptar el hecho de que usted podrá tener el dolor para siempre. Algunas personas son capaces de reducir significativamente o eliminar el dolor. Pero para la mayoría de la gente con dolor crónico, el dolor será siempre parte de su vida.

Manejar el dolor crónico no es hacer que desaparezca el dolor. Es aprender a mantener su dolor en un nivel tolerable. Es disfrutar la vida de nuevo, a pesar del dolor, y es aceptar que sólo usted puede controlar su futuro.

La elección es suya. Puede continuar aguantando el dolor o puede hacer algo al respecto. Puede ensimismarse en su dolor o puede buscar soluciones.

Esto puede ser atemorizante. Durante meses o inclusive años pudo haber dependido de otros para tratar su trastorno o para decirle qué hacer. Pero así como ha aprendido a manejar otras cosas en la vida —sus finanzas, su trabajo o su familia— puede aprender a manejar su dolor.

El resto de este libro se enfoca en aspectos específicos del estilo de vida y las terapias del manejo del dolor que pueden ayudarlo a comprender y controlar mejor su dolor. Cada pequeño paso que usted da en su nuevo papel de manejar el dolor reforzará su autoconfianza y fortalecerá su fe en sus capacidades.

Cómo encontrar al médico adecuado

Estar a cargo de su dolor no significa que no puede o que no debe buscar ayuda de otros. Es importante tener personas a su alrededor que pueden ayudarlo cuando tiene preguntas o cuando necesita ayuda. Un médico puede ser especialmente útil. Pero asegúrese que es un médico que comprende su trastorno y cree en lo que usted está haciendo.

El médico adecuado para usted podría ser su médico familiar o un especialista que supervisa su trastorno. O tal vez un médico o un psicólogo que se especializa en el manejo del dolor. Si no está seguro en dónde encontrar un especialista para el dolor, pida a su médico que lo refiera a uno de ellos.

Sin embargo, antes de seleccionar un nuevo médico, verifique si su póliza cubre al médico.

Cuando seleccione a un médico, busque a alguien con las siguientes características:

- Amplios conocimientos sobre el dolor crónico
- Voluntad para ayudarlo
- Que escuche
- Que lo haga sentir cómodo
- Que lo anime a formular preguntas
- Que sea honesto y confiable
- Que le permita no estar de acuerdo
- Que esté dispuesto a hablar con familiares o amigos

Además de encontrar al médico adecuado, haga un esfuerzo por aprender todo lo que pueda respecto a su trastorno y su dolor. Esto hará más fácil que los dos trabajen en equipo (vea "En dónde puede obtener más información").

En dónde puede obtener más información

Hay muchos lugares a los que puede acudir para aprender respecto al dolor crónico o su trastorno médico específico. Las áreas de referencia en la mayoría de las bibliotecas incluyen diccionarios médicos, libros sobre temas de salud y revistas sobre la salud. Puede buscar también buscar en la sección de salud de su librería local.

Si tiene computadora personal y acceso a Internet, muchos centros médicos, agencias gubernamentales, organizaciones de salud no lucrativas y editores utilizan Internet para proporcionar información sobre la salud.

Pero tenga cuidado respecto a lo que lee o compra. Sólo porque algo se haya publicado o esté en Internet no es una garantía de que la información es exacta o confiable. Cualquiera que cuente con el equipo necesario puede publicar una página en Internet y ofrecer consejo médico. Internet tiene una forma para lograr que toda la información sobre la salud parezca igual.

Busque fuentes de información sobre la salud confiables. ¿Es una publicación u organización respetable? ¿Ha sido revisada por profesionales de la salud? ¿Está actualizada?

Para ayudarlo a empezar, en la parte final del libro se encuentra una lista de organizaciones específicas a las que puede llamar, escribir o acceder a través de su computadora para obtener más información sobre el dolor crónico (vea "Recursos adicionales," página 167).

Una nota de precaución: Es importante estar informado respecto a su salud. Sin embargo, pasar demasiado tiempo leyendo respecto a su trastorno o discutiendo su dolor puede ser contraproducente. Puede hacer que dirija constantemente su atención a su dolor, en lugar de alejarse de él.

Cómo llevar un diario

Al aprender las técnicas para manejar su dolor, debe observar el aumento en su nivel de actividad, y tal vez, la disminución del nivel del dolor. Un registro diario ayuda a seguir su progreso y determinar los tratamientos o actividades que parecen estar ayudando más. Un diario es una forma fácil de seguir las metas que quiere alcanzar y de valorar su progreso para alcanzarlas.

Muchos creen que el dolor no es influido por factores como el trabajo, el estrés, el sueño o la actividad física. Pero después de unos cuantos meses de verificar sus niveles de dolor y su actividad, empiezan a notar algunos patrones comunes.

Además, un diario puede ser una forma de expresar sus sentimientos respecto a su dolor o a otras cosas que están sucediendo en su vida. Escribir sus pensamientos y sentimientos ayuda a organizar y clasificar los problemas y emociones y "sacarlos del closet", en forma similar a como usted se siente después de una visita con un amigo o con un familiar.

Su diario puede ser tan sencillo o tan detallado como usted quiera (vea "Lo que funcione", página 46). Sin embargo, trate de incluir la siguiente información, especialmente cuando empieza por primera vez. Al tener mayor comprensión de su dolor y aprender a manejarlo, puede encontrar más útil enfocarse únicamente en una o dos áreas.

Nivel del dolor y actividades

Los profesionales de la atención de la salud miden típicamente el dolor en una escala de 0 a 10, siendo 0 la ausencia del dolor y 10 el dolor más intenso imaginable (vea "Calificando su dolor"). Utilizando esta escala como guía, califique un par de veces al día su nivel de dolor y regístrelo en su diario. Además, describa brevemente sus actividades ese día y la hora en que las llevó a cabo.

Puede usted hacer esto siempre que sea conveniente, pero mantenga los tiempos consistentes. Muchos prefieren registrar su nivel de dolor en la mañana, cuando despiertan, después del almuerzo y en la noche antes de acostarse.

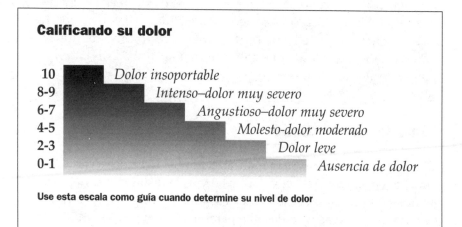

Calificando su dolor

10	*Dolor insoportable*
8-9	*Intenso–dolor muy severo*
6-7	*Angustioso–dolor muy severo*
4-5	*Molesto-dolor moderado*
2-3	*Dolor leve*
0-1	*Ausencia de dolor*

Use esta escala como guía cuando determine su nivel de dolor

Mantener un diario que registre el nivel de su dolor y sus actividades le permite:

Conocer su patrón del dolor. La mayoría de la gente encuentra que los cambios en el nivel de su dolor son bastante consistentes. Por ejemplo, su dolor puede estar en su nivel más bajo en la mañana y en su nivel más alto en la noche. Registrando su nivel del dolor lo ayuda a determinar su patrón del dolor.

Relacione el dolor con sus actividades. Si su dolor es siempre más intenso en la noche, ¿por qué? Busque si ciertas actividades parecen correlacionarse con un aumento o una disminución del nivel del dolor. ¿Se sienta o está de pie demasiado tiempo? ¿Es su apresuramiento para tener lista la comida un factor contribuyente? ¿O sólo se siente cansado?

Identifique las reactivaciones. Registrar los niveles del dolor le ayuda a dirigir su atención hacia las inconsistencias. Si su nivel de dolor al medio día es normalmente de tres y un día es de seis, ver la diferencia puede hacerlo pensar respecto a lo que pasó en la mañana. ¿Hizo algo diferente? ¿Tuvo una mañana especialmente estresante?

Observe su progreso. Si usted siente que no está progresando, leer su diario puede ayudarlo a darse cuenta que su vida ha mejorado, aun cuando el proceso parezca lento. Su diario puede proporcionarle también pistas respecto a por qué algunas áreas siguen siendo difíciles para usted.

Estado de ánimo

En una escala de 0 a 10, siendo 0 malo y 10 excelente, califique su estado de ánimo. Este ejercicio lo ayuda a darse cuenta que, aun cuando su dolor y estado de ánimo están relacionados estrechamente, no están unidos.

Típicamente, mientras mayor es su dolor, peor es su estado de ánimo, y viceversa. Sin embargo, al empezar a tener un mayor control de su dolor puede notar que su estado de ánimo mejora más rápidamente que su nivel del dolor. Calificar su estado de ánimo le ayuda a darse cuenta que, aun cuando puede no eliminar su dolor, puede aprender a vivir con él y todavía ser feliz.

Sueño

Un buen sueño en la noche lo prepara mejor para manejar su día. Sin embargo, puede ser difícil tener un buen sueño porque el dolor puede mantenerlo despierto en la noche. Por el contrario, algunas personas pasan demasiado tiempo en la cama. Esto puede reducir también su tolerancia para el dolor.

Registre una vez al día cuántas horas durmió en las 24 horas anteriores. Ocho horas es un promedio, pero la cantidad de sueño que cada persona necesita es variable. Su objetivo debe ser sentirse descansado cuando está despierto.

En el capítulo 11 (página 101), hablamos más de la importancia del sueño y le proporcionamos consejos para dormir mejor.

Lo que funcione

Hay varias formas de llevar un diario. A algunas personas les gusta simplemente anotar sus pensamientos, otros prefieren un formato. Éste es sólo un ejemplo de cómo puede verse un diario y la información que incluye.

Fecha: Enero 1   Horas de sueño: 7

	7:00 a.m.	1:00 p.m.	10:00 p.m.
Nivel del dolor	5	4	6
Estado de ánimo	7	6	4

Mañana

5:00-5:30	Café y desayuno
5:30-7:00	Ejercicio y listo para el trabajo
7:30-11:00	Trabajo
11:30-12:30	15-minutos para caminar y almorzar

Tarde y noche

12:30-4.30	Trabajo
5:00-5:30	Leí el periódico y el correo
5:30-6:00	Ejercicios de relajación
6:30-7:00	Cena
7:00-8:30	Llevé recados y asistí a una reunión
9:00-10:00	Escribí en el diario y me preparé para dormir

Comentarios/Pensamientos: Dormí un poco mejor que la noche anterior. Todavía desperté a las 5:00 pero no me sentí tan cansado. También parece que tuve más energía en el trabajo. Creo que los ejercicios de la mañana están ayudando. Las noches son todavía un problema. Sé que necesito más descanso pero parece que hay demasiadas cosas que hacer.

Cómo establecer objetivos inteligentes (SMART)

Cuando usted tiene dolor, es fácil que éste se convierta en el centro de su atención. Otras cosas en la vida que eran importantes para usted, o que usted estaba tratando de alcanzar, han quedado atrás del dolor.

Establecer objetivos ayuda a distraer su atención del dolor y proporciona una oportunidad para pensar respecto a su estilo de vida y lo que puede hacer para manejarlo. Los objetivos le proporcionan también algo por qué luchar.

Pero establecer un objetivo no es fácil como parece. No puede usted simplemente identificar un par de cosas que quiere y espera que ocurran. Sólo se está preparando para desilusionarse.

La clave es establecer objetivos INTELIGENTES:

Específicos. Describa exactamente lo que usted quiere alcanzar, cómo hacerlo y cuándo quiere alcanzarlo. Para empezar, establezca objetivos que pueda alcanzar en una semana o en un mes. Es fácil rendirse con objetivos que tardan demasiado en alcanzarse.

Si tiene un objetivo grande, divídalo en una serie de objetivos menores semanales o diarios. Después que alcance uno de los objetivos menores, pase al siguiente.

Medibles. Un objetivo no sirve para nada si no hay forma de saber que se ha alcanzado. "Quiero sentirme mejor" no es un buen objetivo. No es específico y es difícil de medir. "Quiero trabajar ocho horas diarias" es un buen objetivo. Es específico y medible.

Alcanzable. Pregúntese a usted mismo si el objetivo se encuentra a un alcance razonable. Por ejemplo terminar un maratón puede no ser un objetivo alcanzable si nunca ha corrido antes. Pero correr tres kilómetros puede ser alcanzable.

Reales. ¿Es real para usted el objetivo? El propósito de establecer un objetivo es enfocarse fuera del dolor y pensar en su futuro. Pero no puede ignorar sus limitaciones. Sus objetivos necesitan estar dentro de sus capacidades. Si usted ha sufrido una lesión grave en la columna, el objetivo de regresar a trabajar de albañil puede ser irreal. En lugar de ello, su objetivo podría ser encontrar un trabajo de ventas o consultor en un campo relacionado. O podría considerar regresar a la escuela y obtener un nuevo título.

A la vista. Poder seguir el progreso lo alienta a continuar y alcanzarlo. Busque formas para registrar su mejoría.

Aquí está cómo hacerlo

Éstos son ejemplos de objetivos que siguen la fórmula INTELIGENTE:

Objetivo: eliminar el uso de medicinas para el dolor que se obtienen sin receta (acetaminofén, ibuprofeno...)
Cuándo quiero alcanzarlo: en dos semanas
Cómo voy a hacerlo: planear mi día para incluir ejercicio, trabajar a un paso razonable con descansos frecuentes, usar técnicas de relajación
Cómo voy a medirlo: todos los días registrar en mi diario las medicinas que tomé y cuántas veces lo hice

Objetivo: practicar ejercicio todos los días por 40 minutos
Cuándo quiero alcanzarlo: cuatro semanas
Cómo voy a hacerlo: ejercicios de estiramiento y fortalecimiento 15 minutos en la mañana, caminar 10 minutos durante la hora del almuerzo, bicicleta 15 minutos en la tarde
Cómo voy a medirlo: registrar en mi diario cuándo practico ejercicio y durante cuánto tiempo

Su turno

Piense cuidadosamente respecto a algunos objetivos que quiere alcanzar a corto o a largo plazo. Si tiene algunos en mente, puede escribirlos ahora. Si no, termine de leer este libro y regrese a esta sección cuando haya terminado.

En cuanto a los objetivos en su trabajo, puede encontrar que las estrategias que utiliza para alcanzar un objetivo le ayudarán para los demás.

Una vez que ha alcanzado sus objetivos, póngalos en donde pueda verlos. Ver sus objetivos es motivante. Al cumplir con sus objetivos, establezca otros nuevos.

Actividad física

Objetivo: _____

_____

Cuándo quiero alcanzarlo: _____

_____

Cómo voy a hacerlo: _____

_____

Cómo voy a medirlo: _____

_____

Objetivo: _____

_____

Cuándo quiero alcanzarlo: _____

Cómo voy a hacerlo: _____

Cómo voy a medirlo: _____

_____

Emociones y comportamiento

Objetivo: _____

_____

Cuándo quiero alcanzarlo: _____

Cómo voy a hacerlo: _____

Cómo voy a medirlo: _____

_____

Objetivo: _____

_____

*Cuándo quiero alcanzarlo:*_____

Cómo voy a hacerlo: _____

Cómo voy a medirlo: _____

_____

Estrés y relajación

Objetivo: _____

_____

Cuándo quiero alcanzarlo: _____

Cómo voy a hacerlo: _____

Cómo voy a medirlo: _____

_____

_____

Objetivo: _____

_____

Cuándo quiero alcanzarlo: _____

_____

Cómo voy a hacerlo: _____

_____

Cómo voy a medirlo: _____

_____

Familiares y amigos
Objetivo: _____

_____

Cuándo quiero alcanzarlo: _____

_____

Cómo voy a hacerlo: _____

_____

Cómo voy a medirlo: _____

_____

Objetivo: _____

_____

Cuándo quiero alcanzarlo: _____

_____

Cómo voy a hacerlo: _____

_____

Cómo voy a medirlo: _____

_____

Distracciones y diversión
Objetivo: _____

_____

Cuándo quiero alcanzarlo: _____

_____

Cómo voy a hacerlo: _____

_____

Cómo voy a medirlo: _____

_____

_____

Objetivo: _____

_____

Cuándo quiero alcanzarlo: _____

_____

Cómo voy a hacerlo: _____

_____

Cómo voy a medirlo: _____

_____

Trabajo
Objetivo: _____

_____

*Cuándo quiero alcanzarlo:*_____

_____

Cómo voy a hacerlo: _____

_____

Cómo voy a medirlo: _____

_____

Objetivo: _____

_____

Cuándo quiero alcanzarlo: _____

_____

Cómo voy a hacerlo: _____

_____

Cómo voy a medirlo: _____

_____

Medicinas
Objetivo: _____

_____

*Cuándo quiero alcanzarlo:*_____

_____

Cómo voy a hacerlo: _____

_____

Cómo voy a medirlo: _____

_____

Objetivo: _____

_____

Cuándo quiero alcanzarlo: _____

_____

Cómo voy a hacerlo: _____

_____

Cómo voy a medirlo: _____

_____

Puede sorprenderse

Algunas personas son resistentes a llevar un diario o establecer objetivos. Piensan que es mucho trabajo o que toma mucho tiempo, o piensan que parece "tonto". Si usted es una de estas personas, formúlese un par de preguntas. ¿Está su estrategia actual –las cosas que está haciendo ahora para manejar su dolor– funcionando? ¿Puede ocasionar algún perjuicio intentar estas nuevas técnicas?

Muchas personas que son resistentes a llevar un diario o a establecer un objetivo, o que son escépticos respecto a sus beneficios, encuentran eventualmente que el proceso es útil.

Capítulo 6

Cómo empezar a hacer ejercicio

*H*ace un tiempo se le decía a la gente con dolor crónico que evitara la actividad física por temor a que dañaran sus articulaciones y músculos y agravaran su dolor. Ya no.

Cuando usted no es activo, empieza a perder tono y fuerza muscular y su sistema cardiovascular funciona menos eficientemente. La inactividad también aumenta el riesgo de presión arterial alta, colesterol elevado y diabetes, colocándolo en mayor riesgo de ataque cardíaco y accidente vascular cerebral. Además, la inactividad puede alterar el sueño y agravar la fatiga, el estrés y la ansiedad, así como el dolor.

Una idea frecuente equivocada es que el ejercicio aumenta el dolor. Exactamente lo opuesto, el ejercicio puede ayudar a reducirlo. Durante la actividad física, su cuerpo libera ciertas sustancias químicas (endorfinas y encefalinas) que evitan que las señales del dolor lleguen al cerebro. Estas sustancias químicas ayudan también a aliviar la ansiedad y depresión, trastornos que pueden hacer que su dolor sea más difícil de controlar.

Un programa regular de ejercicio que incluya ejercicios aeróbicos y de fortalecimiento puede ayudar a mejorar su condición física y controlar su dolor. El ejercicio regular también:

- Le da energía y mejora el sueño
- Favorece la reducción de peso, y reduce la tensión sobre sus articulaciones
- Aumenta la masa ósea, reduciendo el riesgo de fracturas

Para ayudarlo a permanecer activo, le presentamos un programa total de salud que es seguro para casi cualquier persona. Para lograr beneficios del programa, trate de ejercitar casi todos, o todos, los días de la semana.

Antes de empezar

Siempre es una buena idea hablar con su médico antes de empezar cualquier tipo de programa de actividad física. Si tiene algún otro problema de salud o riesgo de enfermedad cardiovascular, necesita tener algunas precauciones mientras practica ejercicio.

Es especialmente importante que usted vea a su médico si:
- Tiene una presión arterial de 160/100 mmHg o más
- Tiene diabetes o enfermedad cardíaca, pulmonar o renal
- Es hombre de 40 años de edad o más, o mujer de 50 años de edad o más y no se le ha practicado un examen médico reciente
- Tiene antecedentes familiares de problemas relacionados con el corazón antes de los 55 años de edad
- No está seguro del estado de su salud
- Ha presentado dolor en el pecho, falta de aire o mareo durante el ejercicio o actividad vigorosa

---

Para mejorar la flexibilidad

Los ejercicios de flexibilidad incluyen ejercicios sencillos de rango de movimiento y estiramiento. Estos ejercicios facilitan el movimiento de sus articulaciones, permitiéndole moverse y llevar a cabo las actividades de la vida diaria más cómodamente. También previene el acortamiento y la tensión de los músculos, que aumentan el riesgo de lesiones.

Ejercicios de rango de movimiento
Incluyen algunos o todos estos ejercicios en su programa de actividad física. En cada ejercicio, muévase lenta y fácilmente.

Cuello
- Lleve el mentón a su pecho, luego estírelo hacia el techo.
- Incline su oído hacia el hombro izquierdo, luego hacia el hombro derecho. Evite levantar el hombro hacia la cabeza.

- Voltee la cara a la izquierda, luego a la derecha. Mantenga recto el cuello, los hombros y el tronco.

Mandíbulas

- Abra su boca lo más que pueda. Ciérrela.
- Mueva su mandíbula a la derecha, luego a la izquierda.
- Mueva su mandíbula hacia adelante, luego hacia atrás.

Hombros

Con los brazos a los lados:
- Mueva los hombros hacia adelante con un movimiento circular. Regrese.
- Lleve sus brazos hacia adelante y sobre su cabeza. Mantenga recto el tronco.
- Levante los brazos a los lados y sobre su cabeza. Mantenga recto el tronco.
- Lleve los codos a la altura de los hombros. Mueva sus codos hacia atrás y sienta el estiramiento de los músculos del pecho.

Codos

- Doble y estire sus codos.
- Mantenga sus brazos a un lado del cuerpo, doble sus codos para hacer un ángulo recto y voltee las palmas hacia arriba y hacia abajo.

Muñecas

- Mueva su mano de lado a lado lo más posible, flexionando las muñecas.
- Mueva su mano hacia arriba y hacia abajo lo más posible, flexionando las muñecas.

Dedos y pulgares

- Flexione sus dedos para hacer puño. Luego estírelos completamente.
- Flexione sus dedos en los nudillos, formando una garra. Luego estírelos.
- Flexione su pulgar a través de la palma y llévelo hacia el dedo meñique
- Toque con la yema del pulgar la yema del dedo meñique. Abra las manos completamente. Repita, tocando con la yema del pulgar todos los dedos.

Caderas

- Marche en el mismo lugar levantando alto las rodillas.
- Levante la pierna a un lado del cuerpo. Alterne las piernas
- Levante la pierna recta hacia atrás. No haga un arco en la espalda. Alterne las piernas.
- Levante sus pies por atrás (patear los glúteos).

Tronco

Estando de pie con las manos en las caderas:

- Incline la parte superior del cuerpo a la izquierda. Repítalo a la derecha.
- Haga un movimiento de torsión de la parte superior del cuerpo a la derecha. Repítalo a la izquierda. No mueva la pelvis.

Tobillos y pies

Estando de pie con los pies separados unos 30 centímetros:

- Levante los dedos de ambos pies. Relájese a la posición inicial. Levante los dedos del pie derecho. Relájese. Levante los dedos de ambos pies. Relájese. Levante los dedos del pie izquierdo. Relájese.
- Camine sobre los talones.
- Camine sobre sus dedos
- Camine colocando el talón delante de los dedos, como en una cuerda tirante.

Ejercicios de estiramiento

Los ejercicios de estiramiento cada vez que hace ejercicio ayudan a mantener su músculos flexibles, reduciendo la tensión. Estire los músculos lentamente, manteniendo la posición 30 a 60 segundos, y suelte lentamente. Respire profunda y lentamente mientras se estira.

Nunca salte, y estire los músculos únicamente hasta que note la tracción. Sus músculos responden al estiramiento excesivo con tensión, lo opuesto de lo que usted quiere que hagan.

Estiramiento del tendón del talón (1)

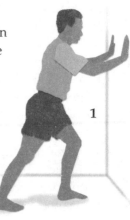

Estando de pie a la distancia de un brazo de la pared coloque las manos planas contra la pared. Mantenga una pierna atrás con la rodilla recta y el talón sobre el piso. Lentamente doble sus codos y la rodilla del frente al inclinarse hacia la pared. Sostenga y repita con la otra pierna.

Estiramiento del cuadríceps (2)

Siéntese en una mesa baja o en una silla con su pierna sobre otra silla enfrente de usted. Sin doblar las rodillas, inclínese hacia adelante desde las caderas. Mantenga recta la espalda. Inclínese hacia adelante hasta que sienta una tracción suave en los músculos de la parte posterior de sus muslos. Sostenga y repita con la otra pierna.

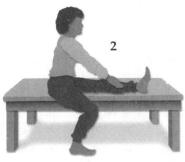

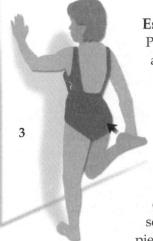

Estiramiento del cuadríceps (3)

Párese frente a una pared, silla o cualquier apoyo. Coloque su mano izquierda contra la pared o el apoyo. Tome la parte superior de su pie derecho con su mano derecha y jale suavemente el muslo hacia atrás a sus glúteos, hasta que sienta una tensión leve en la parte anterior del muslo. Mantenga el abdomen adentro y la espalda recta. Mantenga la pierna que está estirando directamente debajo de usted. Relájese al sostener el estiramiento y repita con la otra pierna.

Estiramiento de los flexores de la cadera (4)

Acuéstese en una mesa o en una cama con la pierna derecha y la cadera cerca del borde. Jale su muslo y rodilla izquierda firmemente hacia su pecho hasta que se aplane la parte baja de la espalda contra la mesa o la cama. Deje que cuelgue su pierna derecha en una posición relajada en el borde de la mesa o de la cama. Sostenga y repita con la otra pierna.

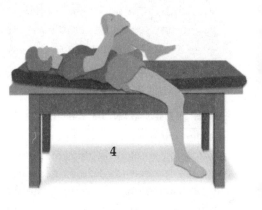

Estiramiento de la parte baja de la espalda (5)

Acuéstese sobre una superficie firme. Con
las rodillas flexionadas, levante una
pierna a la vez hacia su cuerpo. Tome
sus rodillas y jale hacia sus hombros.
Deténgase cuando sienta una
tracción en la parte baja de su
espalda. Mantenga y regrese
las piernas, una a la vez, a la
posición inicial. Repita.

5

¿Buscando a alguien que lo guíe?

Para obtener ayuda para diseñar e iniciar su programa de
actividad, contacte a alguno de estos profesionales:

Fisioterapeuta. La mayoría de hospitales y clínicas tiene
fisioterapeutas en su personal. Un fisioterapeuta está entrenado en
el uso del ejercicio para alcanzar el condicionamiento físico. Puede
ayudarle a seleccionar los ejercicios más adecuados de acuerdo a la
localización de su dolor y mostrarle cómo practicarlos
apropiadamente.

Terapista ocupacional. Los terapistas ocupacionales también
están disponibles en la mayoría de hospitales y clínicas. Un terapista
ocupacional puede enseñarle a realizar sus actividades diarias en
una forma que evite el estrés innecesario para sus articulaciones.

Terapista de ejercicio certificado. Muchos clubs de salud tienen
empleados entrenados en la terapia de ejercicio. Si usted pertenece
a un club de salud –o está pensando ingresar a uno– haga una cita
para reunirse con un terapista certificado que lo ayude a
desarrollar un plan de ejercicios.

Para aumentar la capacidad aeróbica

Los ejercicios aeróbicos aumentan las demandas a su corazón,
pulmones y músculos, incrementando la frecuencia cardíaca, la presión
arterial y la necesidad de oxígeno. Estos ejercicios ayudan a que su
cuerpo trabaje más eficientemente y reducen el riesgo de enfermedad
cardiovascular, incluyendo ataques cardíacos, presión arterial alta
y colesterol elevado.

La actividad aeróbica también aumenta su energía para no fatigarse fácilmente y tener mayor energía para las actividades diarias.

Trate de llegar a 20 o 40 minutos de actividad aeróbica moderadamente intensa, la mayoría, o todos los días de la semana. Para que la actividad sea benéfica, trate de ejercer una cantidad moderada de esfuerzo (vea "Escala de ejercicio percibido"). Si ha estado inactivo, empiece lentamente y aumente gradualmente su tiempo y nivel de ejercicio.

Hay muchas formas de actividad aeróbica. Caminar es la más común porque es fácil, conveniente y de bajo costo. Todo lo que usted necesita es un buen par de zapatos para caminar.

Otros ejercicios aeróbicos incluyen:

- Bicicleta
- Golf (caminando, no en carrito)
- Voleibol
- Escalamiento
- Esquiar
- Tennis
- Basketball
- Baile
- Danza aeróbica
- Trotar
- Correr
- Nadar y aeróbicos acuáticos

Los aeróbicos acuáticos son cada vez más populares entre las personas con dolor crónico porque la densidad del agua reduce el estrés sobre sus articulaciones. El agua también proporciona resistencia para aumentar los beneficios de la actividad aeróbica. Además, muchas personas encuentran que el agua tibia relaja y calma los músculos y articulaciones adoloridos.

Una desventaja de los ejercicios en el agua es que en ellos no se soporta ningún peso. Para mantener la masa ósea y protegerse contra la osteoporosis combine ejercicios en el agua con actividades como caminar o levantar pesas.

Escala del ejercicio percibido

El ejercicio percibido se refiere a la cantidad total de esfuerzo, estrés físico y fatiga física que usted experimenta durante una actividad física. Para que la actividad física sea benéfica para su salud, usted necesita ejercer un esfuerzo "moderado" a "un poco fuerte". Esto equivale a tres o cuatro en la Escala del ejercicio percibido.

0	Nada
1	Muy débil
2	Débil
3	Moderado
4	Un poco fuerte
5	Fuerte
6	
7	Muy fuerte
8	
9	
10	Muy, muy fuerte

Para aumentar la fuerza

Los músculos fuertes mejoran su condicionamiento físico y reducen la fatiga. También hacen más fácil llevar a cabo actividades vigorosas, como subir y bajar la ropa de lavar por las escaleras, y levantar objetos en su trabajo.

Para aumentar la fuerza muscular, incluya algunos o todos estos ejercicios diariamente. Si está fuera de condición física, empiece con cinco repeticiones y trate de aumentar a 25.

Ejercicios abdominales

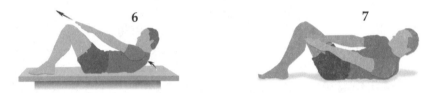

Acuéstese en el piso o en una tabla, con las rodillas flexionadas (6). Levante su cabeza y hombros en tal forma que sus omóplatos se levanten del piso o de la tabla. Trate de mantener su cabeza en una posición neutral. Sostenga. Regrese su cabeza y hombros atrás y abajo. Repita llevando ambas manos hacia su rodilla izquierda (7). Relájese. Repita, llevando ambas manos hacia su rodilla derecha.

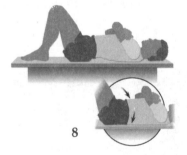

Acuéstese sobre una superficie firme con las rodillas flexionadas (8). Aplane la parte baja de su espalda contra la superficie firme y concéntrese en tensar sus músculos abdominales. Relájese y repita.

> ### ¿Y el levantamiento de pesas?
>
> El levantamiento de pesas es una forma excelente de fortalecer sus músculos. Sin embargo, es mejor que usted trabaje con un fisioterapeuta o un entrenador de condicionamiento físico para desarrollar e iniciar un programa de levantamiento de pesas. Un terapista o un entrenador lo ayudarán a seleccionar las pesas adecuadas para su nivel de condicionamiento y le enseñarán la forma de levantarlas adecuadamente para evitar lesionar los músculos y las articulaciones.

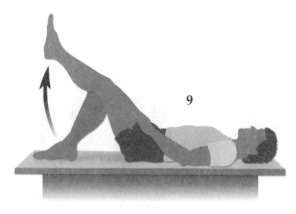

Acuéstese sobre la espalda con la rodilla derecha flexionada y la rodilla izquierda recta (9). Mantenga los músculos abdominales tensos y lentamente baje y suba la pierna izquierda. Relájese y repita. Alterne las piernas.

Ejercicios para la espalda

Acuéstese boca abajo en una almohada grande. Coloque la almohada bajo el ombligo para mantener su columna vertebral en una posición neutral (10). Coloque las manos detrás de las caderas. Trate de juntar los omóplatos, levante la cabeza y el pecho. Mantenga el cuello relajado. Regrese a la posición inicial y repita.

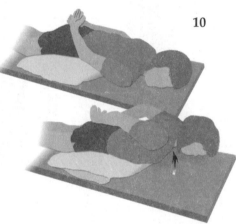

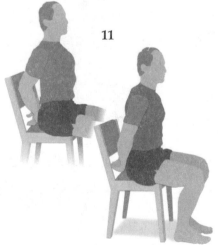

Siéntese recto en una silla (11). Ponga las manos sobre las caderas o en la espalda y trate de juntar los omóplatos. Relájese y repita.

Ejercicios de las piernas

Acomode dos sillas, una frente a la otra (12). Sostenga el respaldo de la silla del frente y empiece a sentarse en la silla que está detrás de usted. A mitad del camino, deténgase y mantenga esta posición. Relájese y repita. Al tener mayor fuerza, trate de mantener una posición más baja, casi sentándose en la silla.

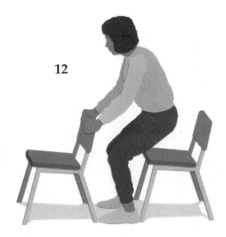

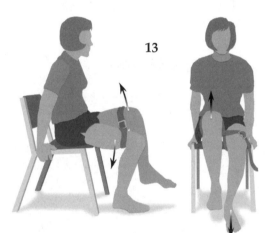

Siéntese en el borde de una silla. Pase un cinturón alrededor de sus piernas inmediatamente por arriba de las rodillas formando un ocho (13). Empujando sus piernas en dirección opuesta, levante una pierna del piso. Relájese. Repita con la otra pierna.

Siéntese en el borde de una silla o de una mesa. Pase un cinturón alrededor de sus tobillos formando un ocho (14). Trate de enderezar una pierna al mismo tiempo que jala el otro pie hacia atrás, aplicando una fuerza igual con ambas piernas. Repita con la otra pierna.

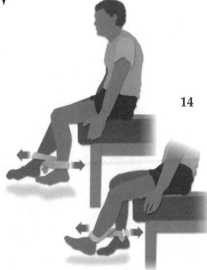

Ejercicios para el pecho y los brazos

Siéntese en una silla firme que tenga brazos (no ruedas), descansando los pies firmemente sobre el piso. Empuje su cuerpo hacia arriba de la superficie de la silla utilizando los brazos únicamente, no los pies (15). Relájese.

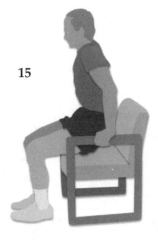

15

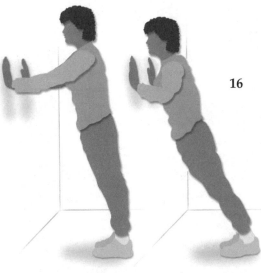

16

Parado frente a una pared, lo suficientemente alejado para que pueda colocar las palmas de las manos sobre la pared con los codos ligeramente flexionados (16). Lentamente doble los codos e inclínese hacia la pared. Enderece los brazos y regrese a la posición de pie. Repita. Al tener mayor fuerza, trate de pararse más lejos de la pared.

Cómo perfeccionar la postura

La buena postura aplica sólo una mínima tensión sobre sus articulaciones y músculos. Sin embargo, una mala postura puede aumentar la tensión sobre algunos músculos, estirándolos o acortándolos. Cuando se estiran demasiado, los músculos pierden su fuerza. Los músculos demasiado cortos son menos flexibles y más propensos al dolor y a las lesiones.

Evite una mala postura

Un extremo de la mala postura es la joroba, en la cual sus hombros se proyectan hacia delante. Si usted se joroba perpetuamente, los músculos de su pecho se acortan, reduciendo su flexibilidad.

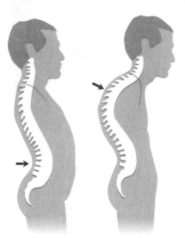

Las formas frecuentes de mala postura incluyen la postura de joroba, a la derecha, y la postura de extensión exagerada, a la izquierda.

El extremo opuesto es la extensión exagerada. En esta postura el estómago protruye demasiado adelante y los glúteos demasiado atrás. Debido a esto, su columna toma una curvatura exagerada entre la pelvis y las costillas. Esta postura aplica una presión excesiva a la parte baja de la espalda y puede contribuir a los problemas de la espalda.

Practique una buena postura

La buena postura ayuda a relajar sus músculos y puede reducir el dolor. Durante el día, incluyendo cuando practica ejercicios, trate de mantener una buena postura.

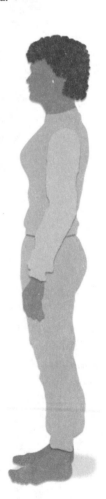

Buena postura de pie: La cabeza erecta con el mentón adentro, el pecho alto, los hombros relajados, las caderas niveladas, las rodillas rectas pero no bloqueadas, los pies paralelos.

Cómo enderezarse

A continuación presentamos algunos
consejos que puede ayudarle a mejorar su
postura:

- Siéntese en una silla con respaldo
  recto y apoye su espalda.
- Mantenga el asiento del automóvil
  recto para que sus caderas estén a un
  ángulo de 90 grados.
- Piense en estar "erecto" cuando está
  de pie y mantenga los músculos de
  su estómago tensos.
- Párese y descargue el peso en ambos
  pies.
- Mantenga un peso saludable y
  practique ejercicio regularmente.
- Duerma en un colchón firme y use
  una almohada que soporte
  cómodamente su cuello.
- Use zapatos cómodos sin tacones
  altos.
- Evite los pantalones demasiado
  ajustados y los cinturones.
- No cargue bolsas que pesen más de 1 kilogramo en su hombro.

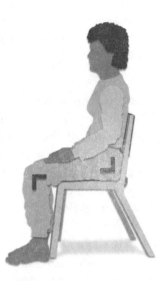

**Buena postura al sentarse: La
columna y la cabeza erectas, la
espalda y las piernas a un ángulo de
90 grados, manteniendo las curvas
naturales de la espalda.**

Cómo mantener el programa en su trayectoria

El ejercicio regular y la buena postura pueden ayudarlo a permanecer
activo y continuar disfrutando sus actividades favoritas de diversión.
Al tener un mejor condicionamiento físico, notará también una mejoría
en su nivel de energía. Además, muchas personas encuentran que al
mejorar su condición física, mejora su estado de ánimo.

Para mantenerse motivado, haga lo siguiente:

Establezca objetivos

Empiece con objetivos sencillos y progrese luego a objetivos a largo
plazo. Las personas que pueden permanecer físicamente activas
durante seis meses generalmente terminan haciendo de la actividad
regular un hábito. Recuerde establecer objetivos reales y alcanzables.
Es fácil frustrarse y rendirse con objetivos demasiado ambiciosos.

Tome su paso

Haga un poco cada vez y descanse. Cuando empieza a practicar ejercicio puede experimentar mayores molestias por los músculos débiles y las articulaciones rígidas. Pero en unos cuantos días usted aumenta la fuerza muscular y mejora la flexibilidad articular, y su dolor empieza a disminuir.

Agregue variedad

Varíe lo que hace para evitar el aburrimiento. Por ejemplo, alterne la caminata y la bicicleta con la natación o una clase de baile de bajo impacto. En los días en que el clima es agradable, practique los ejercicios de flexibilidad y estiramiento en el exterior. Considere ingresar a un club de salud para ampliar su acceso a diferentes formas de actividad física.

Sea flexible

Si viaja o está especialmente ocupado algún día, es correcto adaptar sus ejercicios para acomodar el horario. Si tiene un resfriado o influenza, descanse uno o dos días de su programa de ejercicio. La fatiga puede aumentar el dolor.

Siga su progreso

Registre lo que hace cada vez que practica ejercicio, cuánto tiempo lo hace y cómo se siente durante y después del ejercicio. Registrar sus esfuerzos ayuda a trabajar hacia sus objetivos y le recuerda que está progresando.

Recompénsese a usted mismo

Trabaje para desarrollar una recompensa interna que viene de los sentimientos de logro, autoestima y control de su propio comportamiento. Después de cada sesión, tome dos a cinco minutos para sentarse y relajarse. Saboree los buenos sentimientos que le proporciona el ejercicio, y piense en lo que ha logrado. Este tipo de recompensa interna puede ayudarlo a mantener un compromiso de ejercicio regular a largo plazo.

Las recompensas externas también ayudan a mantenerlo motivado. Al alcanzar uno de sus objetivos a largo plazo, puede regalarse un nuevo par de zapatos para caminar o un nuevo casete o CD de uno de sus grupos musicales favoritos.

Capítulo 7

Cómo encontrar el equilibrio

La forma en que organiza y lleva a cabo su día puede afectar significativamente su capacidad para manejar el dolor. Si trabaja en exceso para cumplir con una fecha de entrega, o se compromete demasiado y tiene que estar corriendo de una actividad a otra, su cuerpo llega a un punto en que no puede continuar. Aparece la fatiga y su dolor aumenta. Esto puede impedir que haga otras cosas igualmente importantes, como dedicar tiempo a sus familiares y amigos.

Los opuesto no es nada mejor –si se evitan todas las actividades y se pasa las horas en casa. El aislamiento que este estilo de vida produce puede hacer que se enfoque sólo en su dolor.

La respuesta es un día que incluya un equilibrio saludable –tiempo para trabajar, para socializar con su familia y amigos, practicar ejercicio y recreación, pasatiempos favoritos, relajación y descanso. Esto puede ser difícil. Como mucha gente, usted puede tener muchas restricciones en su tiempo. Tampoco es fácil cambiar los hábitos.

En lugar de modificar drásticamente su rutina diaria y que se sienta incómodo, dé un paso a la vez. Intente incorporar cada semana un para de cambios pequeños. Con el tiempo llegará al equilibrio adecuado para usted.

¿Cómo se equilibra su día?

Piense en la forma de pasar un día típico. ¿Incluye un equilibrio de actividades? El ejemplo que se presenta abajo muestra el desequilibrio. El trabajo consume la mayor parte de las horas del día de esta persona, dejando poco tiempo para otras actividades.

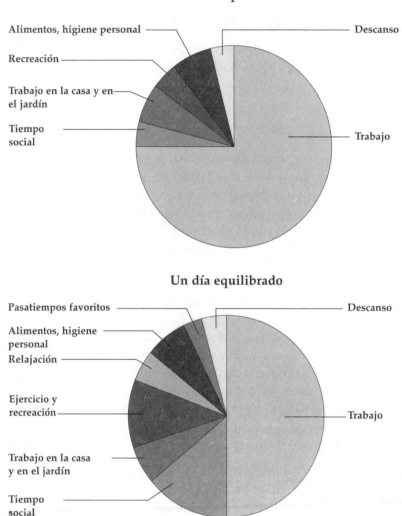

Un día desequilibrado

Alimentos, higiene personal

Recreación

Trabajo en la casa y en el jardín

Tiempo social

Descanso

Trabajo

Un día equilibrado

Pasatiempos favoritos

Alimentos, higiene personal

Relajación

Ejercicio y recreación

Trabajo en la casa y en el jardín

Tiempo social

Descanso

Trabajo

Este ejemplo muestra un equilibrio de las actividades diarias, incluyendo tiempo para relajación y ejercicio.

Durante la semana y en los fines de semana, trate de no pasar un tiempo desproporcionado en ninguna de las actividades, como más de ocho horas de trabajo. En su lugar, trate de incluir tantas actividades en su día como se sienta cómodo, incluyendo tiempo adecuado para el descanso.

Ponga el tiempo de su lado

Para muchas personas un paso importante para equilibrar su día es aprender a usar el tiempo más eficientemente. Juegos malabares, tareas de la casa y actividades sociales pueden consumir una gran parte de su día. La morosidad, el perfeccionismo o el compromiso excesivo pueden hacer que el manejo del tiempo sea más difícil todavía.

Intente estas estrategias para usar su tiempo más inteligentemente:

Planear. Haga un horario en su día para que tenga tiempo para las cosas que usted necesita hacer y para las cosas que quiere hacer. Escriba todas sus actividades en una agenda. Luego, vaya frecuentemente a su agenda para asegurarse que las sigue. Al final de este libro ("Su agenda personal", página 157) se presenta una semana de planes diarios para ayudarlo a comenzar.

Además, coloque un calendario central cerca de su teléfono para marcar todos los eventos y citas para que no lleguen de sorpresa, y evitar duplicar sus compromisos.

Identificar. Anote cuando "pierde" el tiempo y evite estas pérdidas de tiempo. Si no puede evitarlas, trate de que sean productivas. Por ejemplo, mientras espera la cita del médico o durante su viaje diario en tren, escuche un casete de relajación o haga el balance de su chequera.

Priorizar. Si está involucrado en demasiadas actividades que compiten por su tiempo, decida cuáles son las más importantes y deje el resto. Sus necesidades vienen antes de los demás. Las consecuencias de no cuidarse a usted mismo aumentan el dolor y la fatiga.

Delegar. Los días en que tiene más que hacer de lo que puede manejar cómodamente, busque la ayuda de otros. Haga que su hijo, su hija o su cónyuge laven la ropa o preparen la comida.

Evaluar. Piense en su día. ¿Son reales sus expectativas respecto al número de tareas que puede completar en un día?

Educar. Discuta las necesidades de su tiempo con los que usted confía más. Si los familiares, amigos o compañeros del trabajo le hacen demandas no razonables de su tiempo, explíqueles que para permanecer activo necesita mantener su paso.

Organícese mejor

Organizarse mejor le puede ahorrar tiempo para que pueda incorporar más actividades en su día. La organización ayuda también a conservar energía eliminando los pasos desperdiciados y los movimientos innecesarios.

Piense antes de actuar. Antes de empezar una tarea, reúna todo lo que necesita o haga una lista. Por ejemplo, tenga todos sus utensilios de limpieza en un cuarto para evitar múltiples viajes arriba y abajo de las escaleras. O haga una lista de lo que necesita antes de entregar encargos para evitar un segundo viaje después.

Mantenga accesibles los utensilios que utiliza frecuentemente. Organice sus áreas de trabajo en la casa y en el trabajo para que lo que usa frecuentemente esté a la mano. Esto puede evitar que se agache innecesariamente. En la casa esto puede incluir mantener cucharas y espátulas cerca de la estufa o las llaves de tuercas y desarmadores en un tablero para colgar arriba de su banco de trabajo. En el trabajo, puede tener su teléfono a un lado de su computadora, o los archivos frecuentemente utilizados en su escritorio.

Reduzca el desorden. Buscar las cosas requiere tiempo y energía. Organice su mostrador, armarios, closets y cajones para que pueda encontrar fácilmente lo que necesita.

Tome todo con moderación

La moderación implica la cantidad, el tiempo o la rapidez con que hace usted las cosas para evitar "trabajar en exceso" o "escatimar" su día. La moderación lo ayuda a evitar cambios grandes en el nivel de su dolor para que al final de cada tarea el dolor se encuentra cerca del mismo nivel que cuando empezó.

Para practicar la moderación:

Divida las tareas muy largas. Las actividades muy largas a menudo socavan su energía y pueden aumentar su dolor. En lugar de pasar todo el sábado plantando en el jardín, pase una o dos horas en el jardín tres o cuatro días. Otro ejemplo es dividir un viaje de 10 horas en automóvil para visitar a sus parientes, en dos días.

Alterne las actividades. Combine las actividades que requieren mucho esfuerzo con las que requieren sólo un poco de energía. Después de aspirar una habitación de la casa, siéntese y lea o pague algunas cuentas. Luego prepare una lavadora. Observe el tiempo del día en que tiene la mayor energía y el menor dolor. Planee sus tareas prioritarias durante este tiempo.

Descanse periódicamente. La frecuencia con que toma un descanso depende de la actividad. Puede encontrar que puede hacer algunas actividades, como escribir en el teclado de la computadora durante 30 minutos a una hora antes que necesite un descanso. Tareas más arduas, como podar el césped, pueden requerir un descanso cada 10 a 20 minutos.

Trabaje a un paso moderado. En lugar de apresurarse para terminar una tarea, tome su tiempo y trabaje a una velocidad cómoda, en la que usted siente que se está ejercitando pero sin excederse. Usted consume el doble de energía cuando trabaja a un paso rápido que a un paso moderado. Puede tomar un poco más de tiempo terminar el trabajo, pero al final se sentirá mejor.

Cómo cambiar la forma de hacer las cosas

¿Se detiene siempre en el departamento de carnes mientras compra vegetales? ¿Se para en las puntas de los dedos y estira su brazo para alcanzar productos que se encuentran arriba en los anaqueles? ¿Se sienta mientras lee la correspondencia en el trabajo? Si es así, ¿sabe por qué? Las probabilidades son de que su respuesta sea "Así lo he hecho siempre".

Equilibrar su día implica también buscar las formas nuevas y más eficientes de realizar las tareas diarias, llamada modificación. Usted quiere evitar alcanzar cosas que están en lugares altos, agacharse, voltear, sentarse o pararse durante tiempos prolongados, acciones que consumen energía y pueden agravar su dolor. En lugar de estar parada cortando vegetales, siéntese en un banco o lleve los vegetales y la tabla para cortar, y siéntese en la mesa de la cocina. En lugar de estirarse para alcanzar un producto, use un banquito. En lugar de sentarse siempre en su escritorio, camine alrededor de la oficina mientras lee.

Mientras menos cansado esté haciendo cosas simples, más energía tendrá para tareas más arduas. Aquí están algunos ejemplos de formas sencillas para modificar su día.

Mientras se viste
- Siéntese para vestirse
- Coloque su pie en una silla o banco para atarse los zapatos
- Evite ropas que se abrochan o atan en la espalda

En la cocina
- Doble las rodillas, no la espalda, para alcanzar cosas de la parte baja
- Coloque un pie en un banquito cuando esté parado largo tiempo, y alterne los pies. Siempre que sea posible, siéntese

- Almacene cosas pesadas al alcance de sus manos, a un nivel entre las caderas y el pecho
- Use aparatos eléctricos siempre que sea posible, como un abrelatas, batidora y cuchillo eléctricos

En la casa

- Use un sacudidor con mango largo para llegar a las esquinas difíciles de alcanzar y un trapeador de mango largo para limpiar sus pisos
- Use sus piernas, no su brazo, para mover la aspiradora
- Siéntese en un banco para sacar la ropa de la secadora
- Coloque su cama en tal forma que pueda tener acceso a ella por tres de los lados. Cuando tienda la cama, arrodíllese para acomodar las sábanas y colchas entre el colchón y el "box spring"

Fuera de la casa

- Use un carrito para mover objetos pesados
- Pode el césped con una podadora eléctrica
- Compre instrumentos eléctricos para clavos y tornillos
- Use una escoba de mango largo o azadón para evitar agacharse
- Doble sus rodillas cuando palea nieve, y use las piernas para levantar la carga. Use una pala más pequeña, deslice la nieve lo más posible y entonces levántela

Cómo mover el cuerpo inteligentemente

Cambiar la forma en que realiza sus actividades diarias se basa en usar sus músculos y articulaciones correctamente. La mecánica adecuada del cuerpo empieza con la buena postura. Cuando está parado o sentado, trate de mantener los hombros y cuello relajados y la espalda alineada apropiadamente (páginas 64 y 65).

Si se sienta durante períodos prolongados, levante ocasionalmente sus piernas colocando los pies en un banquito. Cambie de postura para cambiar el peso del cuerpo. Esto ayuda a derivar la carga a diferentes músculos.

Las mismas estrategias se aplican a estar parado por períodos prolongados. Cambie el peso de su cuerpo al cambiar de postura y use un banquito bajo para los pies. Coloque un pie en el banquito y alterne frecuentemente los pies. Tanto estando sentado como parado, tome un descanso de cinco a 10 minutos cada 30 a 60 minutos.

Aquí están otros ejemplos de las formas adecuadas de moverse:

Alcanzando

- Evite arquearse excesivamente y doblar la espalda.
- Mantenga la curvatura normal de la columna.
- Coloque un pie adelante lo más cercano posible del objeto. Tome el objeto y llévelo al borde del anaquel cambiando el peso de su cuerpo al pie de atrás.
- Si necesita, use sus brazos para ayudarse a arrodillarse y pararse.

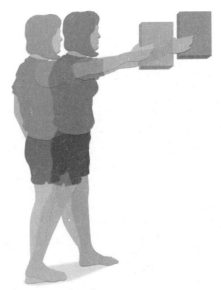

Arrodillarse

- Mantenga la curvatura normal de la columna.
- Para arrodillarse completamente, baje su cuerpo hasta que ambas rodillas estén en el piso, y siéntese sobre los talones.
- Revierta el proceso para pararse.

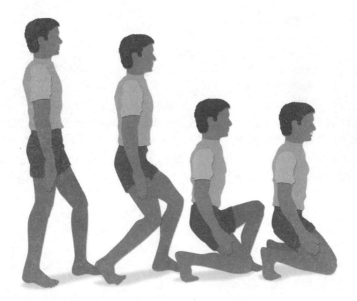

Levantarse

- Siga los pasos para arrodillarse, y asegúrese que está cerca del objeto que va a levantar.
- Si el objeto es pesado, levántelo primero a su rodilla flexionada.
- Levántese utilizando los músculos de su pierna para levantarse del piso.
- Lleve el objeto cerca de su cuerpo aproximadamente al nivel de la cintura. Si es posible, coloque sus antebrazos debajo del objeto.
- Dé vuelta pivoteado sobre sus pies. No haga un movimiento de torsión en la cintura.

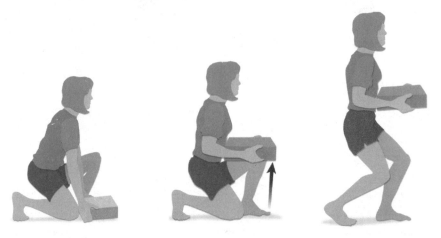

No contenga la respiración

Si ha estado en una clase de ejercicio puede haber oído a su instructor decir "No olviden respirar". Y es posible que usted se haya dicho "Por supuesto que estoy respirando".

Es frecuente contener la respiración cuando está concentrado en una actividad, como el ejercicio, o cuando realiza una tarea sencilla, como quitar la tapadera de un frasco. Y a menudo no se da cuenta que lo está haciendo. Sin embargo, cuando contiene la respiración limita el oxígeno para sus músculos cuando más lo necesitan. Debido a que sus músculos no pueden desarrollar su capacidad sin oxígeno adecuado, se fatiga más fácilmente.

Para evitar contener la respiración, exhale cuando está ejerciendo la mayor energía, como al dar vuelta a la tapadera de un frasco o cuando levanta una caja pesada del piso. Su cuerpo responde naturalmente inhalando aire.

Empujar
- Doble sus rodillas para que sus brazos estén al nivel del objeto.
- Mantenga las curvaturas normales de la columna y camine usando sus piernas para empujar el objeto enfrente de usted.

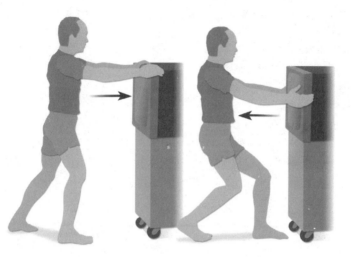

Jalar

- Doble sus rodillas para que sus brazos estén al nivel del objeto.
- Mantenga las curvaturas normales de la columna y camine hacia atrás, jalando el objeto con todo su cuerpo y no sólo con sus brazos o espalda.
- Si es posible, empuje en lugar de jalar.

Usando instrumentos con mango largo
- Haga un movimiento de vaivén. Al ir hacia adelante, cambie el peso de su cuerpo al pie de adelante. Cuando jala, cambie el peso de su cuerpo al pie de atrás.
- Use los movimientos de los brazos y las piernas en lugar de la espalda.
- Evite tratar de alcanzar y girar demasiado, y haga movimientos largos, suaves.
- Ocasionalmente cambie las posiciones de las manos, intercambiando la mano de arriba con la mano de abajo.

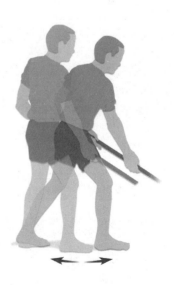

Evite temperaturas extremas

Controlar su ambiente para evitar calor o frío extremos puede ayudar también a reducir la fatiga. Si usted necesita estar fuera cuando hace calor, trate de terminar su actividad temprano en la mañana cuando el calor y la humedad pueden ser menores. Use ropa de colores ligeros para reflejar los rayos del sol, y si es posible, trabaje en un área en que haya sombra o brisa.

En tiempo de frío, arrópese y use sombrero para evitar que escape el calor de su cuerpo. Use varias capas de ropa para que pueda añadir o quitar capas según sea necesario para mantener una temperatura corporal agradable.

Capítulo 8

Maneje sus emociones y comportamientos

Cuando el dolor crónico se introduce en su vida, puede encontrarse abrumado por emociones intensas, a menudo negativas. El pánico, la tristeza y el enojo son sólo unos ejemplos. Como el dolor que las engendra, estas emociones pueden persistir y transformarlo en una persona diferente. Una persona que no se agrada. Una persona que a nadie le agrada.

Los cambios de carácter, expresados a través de sus palabras y acciones, pueden dañar su sentido de autoestima y sus relaciones. Estas emociones pueden producir también cambios en su cuerpo que socavan su energía e intensifican su dolor.

Ahora las buenas noticias. Hay formas saludables para manejar las emociones negativas inevitables y comprensibles. Y si usted aprovecha estas técnicas, tiene toda la razón para esperar que desarrolle un carácter más fuerte, mejore sus relaciones y sea más efectivo para manejar su dolor.

Acepte la pérdida

Para muchas personas el primer paso para manejar sus sentimientos negativos es admitir que existen esos sentimientos. Esto es muy difícil para algunos, especialmente en una cultura que a menudo alaba al optimista y critica al que se queja.

Si usted está luchando con el dolor crónico, una de las emociones más tempranas y más angustiantes que usted experimenta es una profunda sensación de pérdida. Usted puede extrañar:

- La persona saludable que era antes
- Su independencia
- Su privacidad
- La satisfacción en el trabajo
- Disfrutar su pasatiempo favorito
- Intimidad sexual
- Relaciones familiares sin problemas
- Reuniones con amigos
- Sentimientos de energía y confianza
- Sentimientos de felicidad

Éstas son pérdidas difíciles. Puede usted sentir como si hubiera perdido casi todo lo que amaba. Su respuesta natural es afligirse.

Sentimientos asociados al pesar

La aflicción puede desencadenar varios sentimientos. Inclusive en un solo día puede usted experimentar varias emociones diferentes.

Muchas personas responden al dolor crónico con los mismos sentimientos que acompañan a menudo a la pérdida de un ser querido.

Depresión. Queda usted abrumado por los sentimientos de tristeza, inutilidad e impotencia. No siente deseos de hacer nada y tiene dificultad para concentrarse. Se aísla de los demás.

Enojo y frustración. Ha intentado numerosas formas para controlar su dolor y nada parece funcionar. Se encuentra más irritable con mayor frecuencia. Se molesta porque los demás no parecen comprender lo que le está sucediendo.

Culpa y vergüenza. Siente que ya no es la persona que era. Siente que está perdiendo a los que están más cerca de usted.

Negación. Puede negar que tiene dolor. Continuamente busca "una curación" aun cuando le han dicho que su dolor es incurable.

Aceptación. Deja de enfocarse en las cosas que no puede cambiar y empieza a mirar al futuro. Acepta que su dolor es parte de su vida.

Al tratar de controlar estas emociones, considere estas sugerencias:

- Reconozca que sus pérdidas son importantes. No las trivialice.
- Admita sus sentimientos hacia usted mismo y hacia los demás, especialmente hacia familiares, amigos y a su médico. Reconocer y hablar de sus sentimientos es el primer paso hacia una salud emocional.
- Tome el tiempo necesario para la curación emocional, y pida consejo y ayuda a su médico, a un consejero o a un terapista.

Maneje el enojo

El dolor inexorable, el sueño interrumpido, los tratamientos sin éxito, la dificultades del trabajo y las batallas del seguro, son muchas cosas que lo pueden hacer enojar cuando tiene dolor.

Es natural enojarse con estas experiencias. Pero no es saludable que permanezca enojado, que acumule su coraje o que lo exprese explosivamente.

El enojo mal manejado puede dañarlo en muchas formas. Si es a corto plazo e intenso o si es persistente y reprimido, hace que su cuerpo libere sustancias químicas que producen dolores de cabeza, dolores de espalda, presión arterial alta, síndrome del colon irritable y otros problemas de salud. El enojo puede influir también sobre su dolor. Produce tensión muscular, haciendo difícil que se relaje.

Le presentamos algunas ideas para ayudarlo a manejar su enojo:

Identifique los factores que precipitan su enojo. Si, por ejemplo, un amigo que lo visita generalmente lo irrita, saber esto anticipadamente puede ayudarlo a prepararse para la siguiente visita. Piense en temas de discusión que disipen su enojo, y practique lo que debe decir para suavizar la situación. Por ejemplo, si su amigo empieza hablando de una discusión pasada, puede usted responder, "Oh, ya hemos discutido eso antes. Tenemos cosas más interesantes de qué hablar".

Identifique los síntomas del enojo que está surgiendo. ¿Qué hace cuando empieza a enojarse? ¿Aprieta los dientes? ¿Empieza a tensar el cuello y los hombros? Interprete estos síntomas como una luz roja, una advertencia de que se está enojando.

Responda a sus síntomas. Cuando se está enojando, haga una pausa. Cuente hasta 10, respire hondo, vea por una ventana, cualquier cosa para tener tiempo de que su cerebro puede modere sus emociones y pueda usted pensar antes de actuar.

Tome tiempo para tranquilizarse. Antes de confrontar a la persona que lo hizo enojar, encuentre una forma de liberar algo de su energía emocional. Camine, corra o limpie la casa.

No acumule su enojo. Si su enojo se origina en lo que alguien hizo o dijo, hable directamente con esa persona. No ataque verbalmente a la persona con acusaciones y una historia de la forma en que esta persona lo ha hecho enojar en el pasado. Enfrente sólo este episodio, y abórdelo desde la perspectiva de cómo se siente, en lugar de lo que la persona hizo. Por ejemplo, intente una afirmación como esta: "Me duele lo que usted dijo". En esa forma, tiene mayor probabilidad de encontrar a alguien que escuche, que si usted empieza con una afirmación de culpabilidad ofensiva, como "¡Es la vigésima vez que me insulta en este día!".

Busque válvulas de escape. Busque formas creativas para liberar la energía producida por su enojo. Éstas podrían incluir escuchar música, pintar o escribir en su diario.

Busque un consejo. Si las situaciones que provocan enojo continúan, confíe en la gente que lo quiere, como un familiar o un amigo. Pídales que le ayuden a encontrar posibles soluciones. Puede inclusive tratar de actuar las escenas que disipan su enojo, para que pueda practicar una respuesta adecuada.

No puede evitar enojarse, pero puede manejar su enojo para que no se convierta en un problema continuo que agrava su dolor.

Practique el pensamiento positivo

Hay muchas formas de manejar los cambios molestos y las emociones que pueden producir el dolor crónico. Una técnica que mucha gente encuentra efectiva es la autoconversación positiva. La autoconversación es la corriente sin fin de pensamientos que pasan por su mente todos los días. Algunos refieren a este proceso como "pensamiento automático".

Sus pensamientos automáticos pueden ser positivos o negativos. Algunos se basan en la lógica y la razón. Otros pueden ser conceptos equivocados que usted formula por falta de información adecuada. El objetivo de la autoconversación positiva es eliminar los conceptos equivocados y reemplazarlos con pensamientos positivos y racionales. Los estudios muestran que una actitud positiva puede ayudar a manejar el estrés, en tanto que una actitud negativa puede agravarlo. La gente que se enfoca en lo negativo y en su incapacidad para controlar su dolor crónico tiene mayor probabilidad de deprimirse y permanecer físicamente inactiva que los que tienen un actitud positiva.

Cambiando los pensamientos negativos en positivos

¿Cómo puede aprender la autoconversación positiva? El proceso es sencillo, pero requiere tiempo y práctica. Durante el día, deténgase y valore lo que está pensando. Y encuentre una forma de poner un toque positivo en sus pensamientos negativos. Una regla razonable respecto a la autoconversación es ésta: No se diga a usted mismo nada que no dijera a otro. Sea gentil y animoso. Si llega a su mente un pensamiento negativo, valórelo racionalmente y responda con afirmaciones de lo que es bueno de usted.

Eventualmente su autoconversación hará automáticamente lo mismo. Sus pensamientos espontáneos se convertirán en más positivos y racionales.

Aquí están algunos ejemplos:

Creencias negativas/irracionales	Creencias positivas/racionales
Debido a mi dolor, ya no soy la persona que era antes. Ya no me quieren ni me aprecian.	**Soy digno de amor y soy digno** de ser apreciado por todo lo que soy
La gente me rechaza porque pueden ver que estoy incapacitado	No estoy incapacitado. Tengo metas y sueños, y hay muchas cosas que puedo hacer.
Ya no puedo hacer todo lo que hacía antes. Ya no soy competente o adecuado.	Puedo hacer todo lo que quiero. Mientras no trabaje en exceso, puedo involucrarme activamente en la vida.
No tengo control sobre mi felicidad. El dolor me controla.	Puedo controlar mi felicidad. Puedo ser feliz y gozar la vida independientemente del dolor.
Antes podía hacer tantas cosas. Ahora no puedo hacer nada.	Puedo hacer mucho más de lo que creía. Casi todo lo que hacía puedo hacerlo todavía en cierto grado.
Si salgo con amigos y llega el dolor, no podré manejarlo. Me da pena y arruino todo para los demás.	Puedo disfrutar con mis amigos y pasar un tiempo agradable. Puedo tomar descansos de mis actividades habituales, pero puedo disfrutar.
Los compañeros del trabajo están molestos conmigo. Tengo restricciones y piensan que no estoy haciendo la parte de trabajo que me toca.	Haré lo mejor que pueda en el trabajo. Mis compañeros tendrán que aprender a aceptar mis limitaciones.
La ciencia médica puede hacer tanto. Ciertamente debe haber una curación para mi dolor.	La ciencia médica no puede resolver todo. Muchos problemas médicos no se curan, pero se controlan.

Tipos de pensamiento distorsionado

Aquí están algunas de las formas de pensamiento negativo, irracional. Trate de identificar y desafiar estos pensamientos:

Filtrar. Usted amplifica los aspectos negativos de una situación y filtra todos los positivos. Por ejemplo, tuvo un día muy bueno en el trabajo. Terminó antes de tiempo y fue felicitado por su trabajo rápido y dedicado. Pero olvidó un pequeño detalle. Esa tarde usted se enfocó sólo en su omisión y olvidó las felicitaciones que le hicieron.

Personalizar. Cuando ocurre algo malo, automáticamente tiene usted la culpa. Por ejemplo, oye que se canceló un paseo y empieza a pensar que el cambio de planes se debe a que nadie quiere estar con usted.

Generalizar. Ve usted un acontecimiento molesto como el principio de un ciclo sin fin. Cuando no se le quitó su dolor, sus pensamientos pueden haber sido los siguientes: "Nunca podrá hacer lo que hacía antes". "Soy una carga para todos los que me rodean". "No valgo nada".

Catastrofizar. Anticipa automáticamente lo peor. Rehúsa salir con amigos por temor de que aparezca su dolor y se ponga en ridículo. O un cambio en su rutina diaria lo hace pensar que el día será un desastre.

Polarizar. Ve usted únicamente cosas negras y blancas, buenas o malas. No hay término medio. Siente que debe ser perfecto o será un fracaso.

Emocionalizar. Con este tipo de pensamiento distorsionado permite que sus sentimientos controlen su juicio. Si usted siente que es torpe y aburrido, entonces debe ser torpe y aburrido.

Desafíe las expectativas

Algunas personas son perfeccionistas, tratan constantemente de alcanzar la excelencia. Éstas son las amas de casa que podrían pasar una inspección militar, los soldadores que se enorgullecen de la precisión de su trabajo y los abuelos que nunca se pierden del juego de futbol de su nieto.

Este perfeccionismo compulsivo no es el estilo de vida para alguien que tiene dolor crónico. Tratar de vivir con expectativas perfeccionistas puede ser perjudicial emocional y físicamente.

Antes que el dolor invada su vida, tal vez podría trabajar 50 o 60 horas por semana sin problema, limpiar toda su casa en dos horas y jugar un partido de tenis todos los sábados. Ahora, inclusive el trabajo de tiempo parcial lo deja exhausto, las tareas de la casa se vuelven proyectos intimidantes de todo el día y el tenis es inimaginable.

Mientras se compare con lo que podía hacer antes, se sentirá mal respecto a su desempeño. Su trabajo no es lo suficientemente bueno y no disfruta lo suficiente su tiempo de diversión.

Sin embargo, hay una forma de mantener una perspectiva en alto: convertirse en perfeccionista para ajustar sus objetivos. La gente que no se adapta a los nuevos retos tiene mayor probabilidad de desanimarse y deprimirse. Pero los que son suficientemente flexibles para ajustar sus expectativas generalmente tienen una actitud positiva de la vida y permanecen activos. "No puedo trabajar tiempo completo y mantener una casa perfecta", puede decirse a si misma, "pero por lo menos puedo lavar la loza en la cocina y estar segura que los pisos no están llenos de periódicos y ropa".

Cualesquiera que sean los nuevos proyectos que hace o los objetivos que establece, no se enfoque sólo en el resultado. Aprenda a disfrutar el proceso, no sólo la terminación de la tarea. Véalo como una oportunidad de aprender y crecer.

Aprenda a ser asertivo

Responder a todos los retos de la vida diaria puede ser difícil. Y algunas veces, una de las tareas más difíciles es aprender a decir no, inclusive cuando es por su interés. Para no desilusionar a los demás, usted hace cosas que no debería hacer. Pasa todo el día de compras con un amigo. Está de acuerdo en quedarse tarde en el trabajo para terminar un proyecto de último minuto. Éste es un comportamiento pasivo. Usted hace a un lado sus pensamientos, sentimientos y su salud por el bien de los demás. El comportamiento pasivo puede originarse en su educación y en sus creencias respecto a la importancia de ayudar a los demás y tratarlos con respeto. O puede ser resultado de una baja autoestima.

Desafortunadamente el comportamiento pasivo y el dolor crónico pueden ser una combinación peligrosa. Cuando se rinde continuamente a los deseos de los demás –a expensas de usted– su frustración puede crecer, su autoestima puede erosionarse y su dolor puede aumentar.

El comportamiento agresivo no es mejor. Al contrario del comportamiento pasivo, el comportamiento agresivo es insensible a los demás o cumple con sus objetivos a expensas de los otros. Los ejemplos incluyen dar a conocer sus opiniones en forma tal que intimida a los demás hablando fuerte, o adelantándose a la gente que espera pacientemente. Este tipo de comportamiento puede disminuir su autorrespeto, alienar sus relaciones y dejarlo solo.

Por lo tanto, ¿Cómo se comporta sin ser obtuso o agresivo con los demás? La respuesta es el comportamiento asertivo. El comportamiento asertivo es expresar honesta y abiertamente sus sentimientos, y al mismo tiempo mostrar preocupación por los sentimientos de los demás.

Aquí está un ejemplo: "Yo extraño pasar tiempo con todos ustedes y yo quisiera ir a jugar golf con el grupo. Pero en lugar de jugar 18 hoyos, yo voy a ir al boliche después de las nueve y los espero cuando terminen. Espero que comprendan".

El comportamiento asertivo se basa en afirmaciones "Yo". (La palabra "Yo" se usó tres veces en el párrafo previo). Las afirmaciones "Yo" le permiten decir a los demás exactamente cómo se siente y lo que piensa, sin culpar a nadie ni crear sentimientos de culpa.

Pasos para ser más asertivo

Estas sugerencias pueden ayudarle a ser más asertivo cuando se comunica con los demás:

Observe su comportamiento. Valore honestamente su comportamiento cuando habla con los demás. ¿Hay ocasiones en que es asertivo, como cuando se comunica con un determinado compañero o familiar, o siempre es pasivo o agresivo?

Haga una nota mental de las situaciones en las que siente que ha respondido bien, y en las que siente que hubiera podido hacerlo mejor.

Piense antes de responder. Cuando quiera hacer una afirmación o cuando se le formula una pregunta, piense brevemente la mejor forma de explicar su punto asertivamente, en lugar de simplemente dejar salir una respuesta automática.

Planee una situación difícil. Piense en una situación que pueda encontrar y en la que necesita ser asertivo. Cierre sus ojos e imagine cómo va a responder. ¿Qué podría decir la persona? ¿Qué podría decir usted en respuesta?

Aquí está un ejemplo. Su compañía está haciendo planes para lanzar un nuevo producto y usted sabe que su jefe le va a pedir encabezar al comité de lanzamiento porque usted nunca dice que no. Pero tiene problemas para terminar su trabajo y sabe que el estrés y los largos días que implica tener listo el producto serán difíciles.

Imagine a su jefe caminando a su oficina y sentándose en la silla de su escritorio. Cuando su jefe diga: "Realmente quisiera que usted se hiciera cargo de este trabajo", practique su respuesta: "Comprendo la importancia de este proyecto. Sin embargo, mi horario está lleno y necesito no sobrepasarme. Si hay alguna otra forma en que pueda ayudar que no requiera tanto tiempo, con todo gusto lo haré".

Ponga atención al lenguaje de su cuerpo. Al practicar para ser más asertivo, observe cómo se para o cómo se sienta, así como sus gestos, expresiones faciales y contacto visual. Por ejemplo, cuando habla con alguien, ¿mira usted a la persona? o ¿Se queda mirando fijamente al techo o al piso o a través de una ventana?

Para reforzar la autoestima

Su lucha con el dolor crónico puede tener como resultado algunos golpes a su autoimagen. Algunos de éstos son autoimpuestos, como su incapacidad para medir sus propias expectativas. Otros pueden venir de su familia, amigos, compañeros o inclusive extraños. Tal vez lo critican o lo ignoran porque no satisface sus estándares o porque parece extenuado por su lucha con el dolor.

Es importante mantener un fuerte sentido de autoestima. Mientras mejor se sienta consigo mismo, mejor podrá autocuidarse. Además, una autoimagen positiva se ha relacionado con un sistema inmunológico más fuerte. Por lo tanto, sentirse bien respecto a usted mismo puede mejorar su salud.

Muchos de los pasos discutidos en este capítulo –manejando su enojo, practicando el pensamiento positivo, desafiando sus expectativas y aprendiendo a ser asertivo– tendrán un efecto positivo sobre su autoestima. Al aprender a controlar y expresar sus emociones, se sentirá mejor respecto a usted mismo y con más confianza en sus capacidades, y su autoimagen mejorará.

Sin embargo, puede haber días en que su autoestima podría usar un poco de energizante. Cuando esto suceda, considere estas sugerencias:

Estructure su día con objetivos que pueda alcanzar. Cuando termina el día tendrá una sensación de logro.

Hable con un amigo. Tener a alguien que está dispuesto a pasar tiempo escuchándolo le hace saber que tiene usted valor para los demás.

Pase tiempo con los demás. Lo hará sentir más conectado, menos solo.

Ayude a alguien. Le recordará que su vida tiene un sentido.

Haga algo que disfrute. Podría ser escuchar música nueva, leer un buen libro o comer un helado delicioso. Igual que compra regalos para otros que se sienten tristes, necesita hacer lo mismo por usted.

Mejore su apariencia. Intente un diferente corte de cabello. Compre ropa nueva. Mientras mejor sea su apariencia, mejor se sentirá respecto a usted mismo.

Enumere las razones por las que la gente lo quiere. Usted tiene cualidades especiales por las cuales otros le aprecian.

Enumere las cosas que hace bien. Luego haga una de ellas.

Capítulo 9

Maneje el estrés de la vida

*I*gual que sus emociones y comportamientos, el dolor y el estrés van de la mano. Cuando usted tiene dolor, es menos capaz de manejar los "estresores" de la vida diaria. Las dificultades comunes se convierten en obstáculos mayores. El estrés también lo obliga a hacer cosas que intensifican su dolor, como tensar los músculos, apretar los dientes y poner rígidos los hombros. En breve, el dolor causa estrés, y el estrés intensifica el dolor.

El primer paso para romper este círculo de dolor es darse cuenta que el estrés es su respuesta a un acontecimiento, no el acontecimiento en sí. Es algo que usted puede controlar. Por eso los acontecimientos estresantes para algunas personas no lo son para otras. Por ejemplo, su viaje diario al trabajo en la mañana puede dejarlo ansioso y tenso, porque lo utilizó como un tiempo para preocuparse. Su compañero, sin embargo, encuentra este viaje diario al trabajo relajante. Disfruta su tiempo solo sin distracciones. Comprender que usted tiene control sobre el estrés puede ayudarlo a desarrollar estrategias positivas para enfrentarlo.

Cómo responde al estrés

Cuando se encuentra bajo estrés, su cuerpo responde en una forma similar a un peligro físico. Automáticamente se prepara para enfrentar el desafío ("lucha") o hace acopio suficiente de fuerza para retirarse del peligro ("huida"). Esta respuesta de "lucha o huida" resulta de la liberación de hormonas que hacen que su cuerpo cambie a sobreestimulación. Su corazón late más aprisa, su presión arterial aumenta y su respiración se hace más rápida y superficial. Su sistema nervioso se prepara también para la acción, haciendo que sus músculos faciales se tensen y su cuerpo perspire más.

El estrés puede ser negativo o positivo:

- El estrés positivo proporciona un sentimiento de excitación y oportunidad. En los atletas, el estrés positivo a menudo los ayuda a desempeñarse mejor en la competencia que en la práctica. Otros ejemplos de estrés positivo incluyen un nuevo trabajo o el nacimiento de un hijo.

- El estrés negativo ocurre cuando usted se siente fuera de control o bajo presión constante o intensa. Puede tener dificultad para concentrarse, o sentirse solo. La familia, las finanzas, el trabajo, el aislamiento y los problemas de salud, incluyendo el dolor, son causas frecuentes de estrés negativo.

El peligro del estrés negativo es el efecto sobre su cuerpo. La tensión de los músculos, la ansiedad y el nerviosismo contribuyen al dolor.

Además, se cree que el estrés desempeña un papel en varias enfermedades. Cuando su frecuencia cardíaca aumenta tiene mayor riesgo de desarrollar dolor en el pecho (angina) e irregularidad de su ritmo cardíaco (arritmia). Los aumentos de la frecuencia cardíaca y de la presión arterial pueden también precipitar un ataque cardíaco o dañar su corazón o sus arterias coronarias. La hormona cortisol liberada durante el estrés puede suprimir su sistema inmunológico, haciéndolo más susceptible a infecciones y enfermedades. El estrés puede también causar dolores de cabeza y agravar problemas intestinales y el asma.

¿Cuáles son los factores precipitantes?

El estrés se asocia a menudo a situaciones o acontecimientos que usted encuentra difíciles de manejar. La forma en que usted ve las cosas afecta también su nivel de estrés. Si tiene expectativas irreales o altas, es probable que presente más estrés.

Tome un poco de tiempo para pensar en lo que causa su estrés. Su estrés puede estar relacionado con factores externos, como:

- Trabajo
- Familia
- Comunidad
- Ambiente
- Eventos impredecibles

El estrés puede venir también de factores internos, como:

- Expectativas irreales o altas

- Perfeccionismo
- Actitudes y sentimientos negativos
- Comportamiento irresponsable
- Malos hábitos de salud

Anote lo que parecen ser las fuentes del estrés para usted. Y pregúntese luego si hay algo que pueda hacer para atenuarlas o evitarlas. Usted puede controlar algunos estresores, pero no otros acontecimientos de la vida.

Concéntrese en los acontecimientos que usted puede cambiar. Para las situaciones que se encuentran más allá de su control, busque las formas de adaptarse, permanecer tranquilo en circunstancias exasperantes.

Estrategias para reducir el estrés

Una cosa es estar consciente del estrés de su vida diaria, y otra es saber cómo cambiarlo. Al buscar en su lista de estresores, piense cuidadosamente por qué son tan molestos. Por ejemplo, si su día tan ocupado es una fuente de estrés, pregúntese a usted mismo si es porque tiende a incluir demasiadas cosas en el día porque no es organizado.

Las siguientes técnicas pueden ayudar a reducir estas fuentes de estrés que puede usted controlar y manejar mejor que las que no puede controlar.

Cambie su estilo de vida

Considere estos cambios en su rutina normal:

Planee su día. Esto puede ayudarlo a sentir un mayor control de su vida. Puede empezar levantándose 15 minutos antes para disminuir la prisa de la mañana. Haga las tareas desagradables temprano y termínelas. Lleve un horario escrito de sus actividades diarias para que no tenga conflictos de último minuto para llegar a tiempo a una cita. Debido a que en cualquier momento puede haber una reactivación del dolor, tenga un plan de respaldo; decida lo que puede manejar ahora y lo que puede esperar para después.

Simplifique su horario. Establezca prioridades, planee y mantenga su paso. Aprenda a delegar responsabilidades en otros en la casa y en el trabajo. Diga "no" a las responsabilidades o compromisos agregados si no puede hacerlos. Y no se sienta culpable porque no es productivo en todos los momentos del día.

Organícese. Organice el espacio en su casa y en su trabajo para que sepa dónde están las cosas y pueda encontrarlas fácilmente. Mantenga su casa, su automóvil y sus pertenencias personales en el orden de trabajo para prevenir reparaciones inoportunas, costosas y estresantes.

Tome descansos ocasionales. Tome tiempo para relajarse, estirarse o caminar periódicamente durante el día.

Haga ejercicio regularmente. La actividad física regular ayuda a aflojar sus músculos y alivia su intensidad emocional. Trate de hacer ejercicio por lo menos un total de 30 minutos la mayoría de los días de la semana.

Duerma los suficiente. Esto puede proporcionarle la energía necesaria para cada día. Dormir y despertar a una hora consistente puede ayudarlo también a dormir mejor.

Coma bien. Una dieta que incluya alimentos variados proporciona la combinación adecuada de nutrientes para mantener sus sistemas del cuerpo funcionando bien. Cuando está sano, puede controlar mejor el estrés y el dolor.

Cambie el paso. Ocasionalmente interrumpa su rutina y explore un nuevo territorio sin horario. Tome unas vacaciones, inclusive si es sólo el fin de semana.

Sea positivo. No hay espacio para "Si, pero..." Evitar la auto-conversación negativa puede ser difícil. Ayuda a pasar tiempo con las personas que tienen actitudes positivas, se toman a sí mismas a la ligera y tienen sentido del humor. La risa ayuda a disminuir el dolor. Libera endorfinas, sustancias químicas de su cerebro que le proporcionan una sensación de bienestar.

Permanezca relacionado. Reconozca cuando necesita el apoyo de familiares y amigos. Hablar de sus problemas con otras personas puede a menudo aliviar las emociones y lleva a soluciones que usted no había pensado.

Sea paciente. Darse cuenta que la mejoría de su salud puede tomar tiempo, puede ayudar a reducir la ansiedad y el estrés.

Solucione sus problemas*

Solucionar los problemas es la habilidad para enfrentarlos, que puede ayudarlo a manejar las dificultades diarias que pueden parecer abrumadoras. Las habilidades para resolver los problemas pueden ayudarlo a valorar una situación y responder efectiva y productivamente. Desarrollar estas habilidades lo ayudará a ver los problemas como retos que puede superar, más que peligros que debe evitar.

Exponga el problema. El primer paso es identificar cuál es el problema. ¿Qué lo está molestando? ¿De qué está preocupado? Pregúntese a usted mismo si su evaluación del problema es objetivo y en el blanco.

---

*La estrategia SOLVE está modificada del original en *Self-Management Training Program del dolor crónico de cabeza: Manual del paciente, Volumen II, de Donald Penzien, Ph.D, y Jeanette Rains, Ph. D.* (Esta información fue obtenida de Jamison RN: *Aprendiendo a calmar su Dolor Crónico. Saratosa, FL: Professional Resource Press, 1996. Con permiso de Professional Resource Exchange.)

Describa el problema. Divida el problema y defina los detalles. Formúlese estas preguntas: ¿Quién está involucrado? ¿En dónde y cuándo sucede? ¿Qué lo precede? ¿Qué sigue después? ¿Cómo reaccionó? ¿Qué papel desempeño? La idea no es castigarse sino determinar la parte del problema que puede solucionar.

Haga una lista de las posibles soluciones. Decida lo que usted quiere de la situación. Considere lo que no quiere que suceda y lo que debe suceder para arreglar las cosas. Idee las formas para solucionar su problema. Sea creativo y considere todas sus opciones, inclusive las menos probables o inusuales. Vea si puede agrupar algunas de sus ideas; algunas veces una combinación de alternativas es la mejor solución.

Visualice las consecuencias. Una vez que ha hecho su lista, examine los pros y contras de cada opción. ¿Qué pasaría si escoge una determinada solución? ¿Cómo se sentiría usted? ¿Qué impacto tendrá en los demás? ¿Lo ayudará a alcanzar su objetivo? ¿Cuáles son las consecuencias a corto y largo plazo? ¿Qué le impide llevarlo a cabo? ¿Cuánto tiempo, dinero y energía requiere? ¿Superan los beneficios a los costos? Ahora ponga en orden las alternativas y seleccione la opción que prometa los mejores resultados.

Lleve a cabo su solución. Una vez que ha diseñado su plan, ensaye sus estrategias. Intente su solución y valórela. Revise y vuelva a trabajar en su plan hasta que se sienta cómodo con ese plan.

Alivio a través de la relajación

Usted no puede evitar todas las fuentes de estrés, como una visita inesperada de familiares o amigos o un problema en el trabajo. Sin embargo, puede modificar la forma en que usted reacciona a estas situaciones practicando técnicas de relajación. La relajación ayuda a aliviar el estrés que puede agravar el dolor crónico. También ayuda a prevenir espasmos musculares y reduce la tensión muscular.

La relajación no cura su dolor, pero puede:

- Reducir la ansiedad y conservar energía
- Aumentar su autocontrol cuando enfrenta una situación estresante
- Ayuda a que reconozca la diferencia entre músculos tensos y relajados
- Le ayuda física y emocionalmente a manejar sus demandas diarias
- Ayuda a mantenerlo alerta, con energía y productividad

Mantenga en mente, sin embargo, que los beneficios de la relajación son tan buenos como sus esfuerzos. Aprender a relajarse requiere tiempo.

Técnicas

Hay muchas formas de relajarse, así que escoja la que funcione mejor para usted.

Respiración profunda. A diferencia de los niños, la mayoría de los adultos respira con el pecho. Cada vez que usted inhala su pecho se expande, y cada vez que exhala se contrae. Sin embargo, los niños

Respirar profundamente

Aquí se presenta un ejercicio que lo ayuda a practicar la respiración profunda y relajada. Ensáyela durante el día hasta que se vuelva natural y pueda aplicarla automáticamente cuando se siente estresado.

- Siéntese cómodamente con los pies apoyados en el piso.
- Afloje las ropas apretadas alrededor del abdomen y cintura.
- Coloque sus manos en su regazo o a los lados.
- Inhale lentamente (a través de su nariz si es posible) mientras cuenta hasta cuatro. Deje que su abdomen se expanda al inhalar.
- Haga una pausa durante un segundo y luego exhale a velocidad normal a través de su boca.

Si no puede sentir que su abdomen se expande al inhalar:

- Empuje suavemente su abdomen con la mano al exhalar.
- Deje que su abdomen se expanda contra su mano al inhalar.

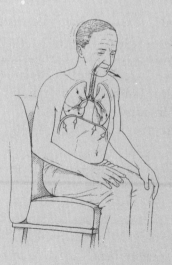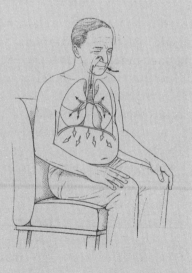

generalmente respiran con el diafragma, músculo que separa el pecho del abdomen. La respiración profunda con el diafragma –que los adultos pueden volver a aprender– es relajante. También intercambia más bióxido de carbono por oxígeno para darle más energía.

Puede utilizar la respiración profunda como su único medio de relajación o como método de calentamiento y enfriamiento de otras técnicas (vea "Respirar profundamente").

Relajación muscular progresiva. Esta técnica implica relajar una serie de músculos, uno a la vez. Primero aumente el nivel de tensión en un grupo de músculos, como una pierna o un brazo, tensando los músculos y relajándolos luego. Concéntrese en dejar que se vaya la tensión de cada músculo. Luego pase al siguiente grupo muscular. Sin embargo, tenga cuidado de no tensar demasiado los músculos cerca de los sitios de dolor.

Repetición de palabras. Escoja una palabra o frase que sea una clave para usted para relajarse, y repítala constantemente. Mientras repite la palabra o la frase, trate de respirar profunda y lentamente y piense en algo que le proporcione sensaciones placenteras.

Imaginación guiada. También conocida como visualización, este método de relajación implica acostarse tranquilamente y verse a usted mismo en un ambiente placentero y pacífico. Experimente el ambiente con todos sus sentidos como si estuviera ahí. Por ejemplo, imagine que está acostado en la playa. Vea el hermoso cielo azul, perciba el olor del agua salada, escuche las olas y sienta la brisa tibia sobre su piel. Los mensajes que su cerebro recibe al experimentar estas sensaciones lo ayudan a relajarse.

Consejos para tener éxito

Independientemente del método de relajación que usted seleccione, estos sencillos pasos pueden ayudarlo a tener éxito:

Practique. Si la relajación es nueva para usted, puede no notar beneficios inmediatos. De hecho, puede sentirse incómodo al principio.

Trabaje en sus habilidades de relajación por lo menos una o dos veces al día hasta que lleguen naturalmente.

Más formas para relajarse

En este capítulo hablamos de algunas técnicas básicas de relajación. Otros métodos para reducir o aliviar el estrés incluyen meditación, yoga, hipnosis y biorretroalimentación. Discutimos estas técnicas de relajación en el capítulo 13 (página 133).

Cuando está empezando, un lugar tranquilo y un casete de relajación son a menudo útiles. Pero intente relajarse sin uno para que pueda hacerlo en cualquier lugar y en cualquier momento.

Siéntase cómodo. Afloje la ropa apretada y quítese los zapatos y el cinturón, si es necesario.

Varíe su horario. Practique la relajación en diferentes momentos del día. La idea es aprender a relajarse siempre que lo necesite.

Sea paciente. Es normal una mente errante cuando empieza. Pero siga concentrando su atención en la relajación. Y no se preocupe de qué tan bien lo está haciendo. Se requiere práctica para que esta habilidad se vuelva automática.

Algunos indicios de que está relajado son las sensaciones de hormigueo, tibieza, comodidad, pesadez, ligereza, o estar flotando.

Capítulo 10

Interacción con familiares y amigos

*T*an exasperante es el dolor crónico para usted, como penoso para sus familiares y amigos. Ellos quieren ayudarlo, pero pueden no saber cómo hacerlo. Por lo tanto, dicen o hacen cosas que piensan que ayudan, pero que pueden aumentar su frustración.

Debido a que el dolor crónico es una experiencia tan personal, es difícil que los familiares y amigos comprendan exactamente lo que usted siente y por lo que está pasando. Nadie sabe cómo es su dolor. Además, cuando el dolor toma el control, la comunicación sufre. Puede usted no tener deseos de discutir su dolor o los problemas relacionados con él. Sus familiares y amigos pueden dudar si abordar ciertos temas por temor que lo puedan molestar o frustrar.

Usted necesita familiares y amigos que lo ayuden a manejar su dolor y seguir adelante con su vida. Pero pueden ayudar únicamente si usted los ayuda.

Beneficios de la interacción social

La gente que tiene un sistema de apoyo sólido tiene muchas ventajas sobre la gente que no tiene apoyo. Por ejemplo, las personas con familiares y amigos que las quieren generalmente:
- Enfrentan mejor el dolor crónico
- Tienen menor probabilidad de presentar depresión
- Son más independientes
- Se recuperan más rápidamente de la enfermedad

- Tienen un sistema inmunológico más fuerte
- Tienen una menor presión arterial
- Tienen colesterol más bajo
- Viven más tiempo

A través de sus propias experiencias puede saber de lo que hablan los investigadores. Usted ha sentido cómo compartir una taza de café con un vecino ha levantado su ánimo rápidamente. Ha experimentado la forma en que la mano de un pariente lo ha ayudado a salir de un "mal" día. Inclusive un corto viaje con un amigo puede proporcionarle energía. Estar cerca de los demás puede ayudar temporalmente a olvidar sus frustraciones.

Cómo desarrollar un sistema de apoyo fuerte

Los buenos amigos y una familia que apoya pueden proporcionar palabras de aliento, ofrecer críticas sanas pero útiles y tender la mano cuando usted necesita ayuda. Los familiares y amigos ayudan también a reemplazar la tristeza con sonrisas y risas. En esta forma contribuyen a su salud y bienestar general.

Hacer amistades y mantener los lazos de la familia parecen llegar más naturalmente para algunas personas que para otras. Pero inclusive si no es una persona extrovertida, necesita apoyo social. Si su sistema de apoyo necesita fortalecerse un poco, intente estas sugerencias:

- Conteste las llamadas telefónicas y las cartas
- Acepte invitaciones a eventos, inclusive si se siente raro y difícil al principio
- No espere a ser invitado. Tome la iniciativa y llame a alguien
- Haga a un lado las diferencias pasadas y enfoque sus relaciones con las manos limpias
- Tome parte en las organizaciones de la comunidad, los eventos de los vecinos o las reuniones familiares
- Inicie una conversación con la persona que se encuentra a un lado de usted en una reunión local. Podría estar presentándose a un nuevo amigo
- Hable de las cosas que interesan a otras personas, y escuche
- No deje las relaciones existentes

Las buenas relaciones requieren paciencia, compromiso y aceptación. Sin esto, la relación puede convertirse en una fuente de estrés en lugar de ayuda. Los familiares y amigos necesitan aprender a aceptarlo con sus necesidades, y usted necesita aceptarlos con las suyas.

¿Como se encuentra su red social?

Un sistema de apoyo fuerte se asocia a una mejor salud y a una vida más larga. Verifique cada una de las afirmaciones que sea verdadera respecto a sus relaciones. Cada afirmación marca una relación importante en su red social.

_____ Tengo amigos o familiares cerca de mí que me ayudan.

_____ Estoy involucrado en una organización comunitaria o religiosa

_____ Tengo por lo menos un amigo o un familiar al que puedo hablar casi de todo.

_____ Me mantengo en contacto diariamente con otras personas.

Las afirmaciones que no marcó son áreas en las que puede trabajar para mejorar su sistema de apoyo.

Es cierto que las relaciones pueden ser difíciles algunas veces. Sus amigos y familiares pueden querer más de su tiempo y energía del que puede disponer. Pero en lugar de retirarse de los que están cerca de usted, edúquelos respecto a su dolor. Y permita que sus amigos y familiares le digan cómo los ha afectado su dolor.

Esto ayuda a los más cercanos a usted a comprender por qué puede no ser siempre capaz de mantener el paso con ellos o hacer todo lo que le piden. También ayuda a comprender cómo afecta su dolor a los demás.

Para mejorar las habilidades de comunicación

Discutir sus pensamientos y sentimientos puede ser difícil inclusive en el mejor de los tiempos. Con el dolor crónico, la tarea no es más fácil. En lugar de estar diciendo continuamente a la gente lo que usted está pasando y cómo se siente, es a menudo más fácil retirarse o decir lo menos posible.

Sin embargo, el problema con esta táctica es que frustra y aliena a sus familiares y amigos. La comunicación es el pegamento que mantiene juntas sus relaciones. Sin una comunicación honesta que fluya libremente en ambas direcciones, aumenta la incomprensión y el resentimiento.

Por lo tanto, ¿cómo mejora usted la comunicación?

Exprese lo que siente. La única forma que tiene la gente para empezar a comprender lo que usted piensa o siente es si usted se los dice. Pero en una forma positiva, no en una forma en que usted parece ser juez o acusador. Las emociones negativas sólo aumentan la probabilidad de una respuesta negativa.

Por ejemplo, si está frustrado porque sus amigos no lo incluyen ya en sus actividades, usted podría decir, "Extraño el tiempo con ustedes los sábados y quisiera participar en el softball o la bicicleta". Sus amigos pueden suponer incorrectamente que no puede tomar parte en eventos recreativos. Por eso no lo invitan a unirse a ellos, no porque no quieran estar con usted.

No mienta respecto a su dolor. Los familiares y amigos cercanos pueden no saber la forma de preguntar cómo sigue cada vez que lo ven. Pero algunos no comprenden que usted puede tener cierto grado de dolor. Cuando preguntan como sigue, no piensan que lo van a molestar. Pero tampoco exagere su dolor. Podría usted responder, "Todavía tengo dolor, pero estoy aprendiendo a manejarlo".

Pida ayuda cuando la necesite. Probablemente le enseñaron a apreciar su independencia, por lo que puede ser difícil para usted pedir ayuda. Pero algunas veces la necesita. Trate de preguntar en una forma que explique lo que está pasando. Por ejemplo: "He invitado amigos a cenar y me estoy tardando más de lo que pensé en preparar la cena. Espero que vengan los amigos, pero necesito ayuda. ¿Podría venir y ayudarme un poco?"

Sea un receptor amable. Cuando alguien lo ayuda o le hace un comentario respecto a su progreso, diga "Gracias". No se sienta deprimido porque necesitó ayuda o un refuerzo emocional.

Discuta sus problemas de comunicación. Si el flujo de comunicación entre usted y un familiar o un amigo se vuelve de un solo lado, discútalo. Haga a un lado su orgullo y tome el riesgo de decir exactamente cómo se siente. Si esto fracasa para abrir el canal, no se rinda demasiado pronto. Piense en solicitar consejo de un asesor.

Ponga por escrito los problemas más difíciles de comunicación. Use su diario para expresar los sentimientos de que tiene problemas de comunicación. Esto no sólo le da tiempo para dejar que sedimenten estos sentimientos, sino que también le da práctica para expresarlos cuando esté listo para discutirlos.

Formas en que pueden ayudar los familiares y amigos

Es probable que sus familiares y amigos le hayan preguntado qué pueden hacer para ayudarlo. Y tal vez no supo qué contestar, o sintió culpa en admitir que necesitaba cualquier tipo de tratamiento especial.

O tal vez ellos decidieron "ayudar" en una forma que lo irrita más que cualquier cosa. Ellos piensan que están haciendo estas cosas para hacerlo sentir mejor, pero no es así.

Cuando la gente pregunta cómo puede ayudar, dígaselo. Aquí están algunas sugerencias que podría aprovechar:

Conozcan más respecto a mi dolor. Es fácil que los amigos y familiares queden atrapados en la discusión de su dolor. Pero eso sólo le recuerda su problema y dirige la atención hacia su dolor, algo que usted está tratando de evitar.

No dejen que las conversaciones graviten siempre sobre mi dolor. Es fácil para los amigos y familiares quedar atrapados en discusiones sobre su dolor, pero eso sólo le recordará su condición y arrastrará su atención hacia éste, algo que está intentando evitar.

No traten de estar siempre conmigo. Ser demasiado atentos con alguien que tiene dolor persistente puede de hecho interferir con su rehabilitación. En un estudio se encontró que la gente con dolor crónico que fue observada por un cónyuge demasiado atento refirió más dolor que cuando eran observados por alguien diferente.

Diga a su cónyuge o compañero que aprecia su preocupación, pero que no necesita ser su mayordomo. Para manejar su dolor, necesita aprender a hacer cosas usted mismo. Muchos estudios confirman que cuando los familiares en especial apoyan en forma saludable y no refuerzan los comportamientos del dolor, como cojear, gemir o gesticular, la persona que tiene dolor crónico tiene un pronóstico mucho mejor.

Únanse a mis actividades. Hacer que los amigos y familiares lo acompañen a caminar, ir a reuniones de un grupo de apoyo, o a las consultas con el médico ofrece muchos beneficios. Le proporciona la oportunidad para hablar y compartir el tiempo juntos. También le da la oportunidad de aprender más respecto a su necesidad de ejercicio y permanecer activo.

No abandonen las cosas que disfrutan por mi causa. Los más cercanos a usted pueden cambiar su estilo de vida consciente o inconscientemente por causa de su dolor. Pero eso no lo alienta a usted y puede hacerlo sentir culpable. Por ejemplo, si usted y un amigo disfrutaban pescar juntos, no deje que su amigo venda sus cañas sólo porque piensa que usted ya no puede pescar. Puede que usted no sea capaz de pescar desde el alba hasta el anochecer, pero puede pescar unas cuantas horas.

Estén dispuestos a escucharme. Algunas veces necesita usted simplemente alguien que lo escuche. Un familiar o amigo que pueda proporcionar apoyo emocional como una válvula de escape para su estrés diario. La gente con dolor crónico que puede sentir que tiene el apoyo de sus seres queridos parece enfrentar mejor su dolor, regresar más pronto al trabajo y llevar una vida más activa.

Al escuchar, sus familiares y amigos pueden ayudar recordándole el progreso que está alcanzando y haciéndolo que se enfoque en soluciones positivas para sus problemas.

Cuídense. Su dolor, y la preocupación por usted, puede tener una influencia en los amigos y familiares. Ellos también pueden experimentar preocupación, depresión y agotamiento. Es importante que los que lo quieren se preocupen también de su salud personal. Igual que usted necesita su apoyo, ellos necesitan el suyo.

Capítulo 11

Cómo cuidarse usted mismo y a su salud

V ivir bien con dolor crónico no es únicamente tomar unas cuantas medidas para controlar su dolor. Es cuidar su salud en general para que pueda disfrutar la vida plenamente.

Hemos discutido ya muchos temas importantes para una buena salud, como mejorar su condición física, reducir el estrés y aprender a relajarse. En este capítulo nos enfocamos en otros factores que también pueden ayudarlo a permanecer activo, productivo y a sentirse bien respecto a usted mismo.

Dormir bien en la noche

El sueño lo refresca, mejora su actitud y le proporciona energía para la actividad física y para luchar contra la fatiga y el estrés. También refuerza su sistema inmunológico, reduciendo el riesgo de enfermedad.

Si no está durmiendo bien, puede ser debido a que su dolor no lo deja dormirse o lo despierta en la noche. Otros trastornos que pueden interferir con el sueño son:

- Estrés
- Ansiedad
- Depresión
- Alcohol
- Medicinas estimulantes
- Uso regular de pastillas para dormir que se obtienen sin receta
- Falta de actividad física

- Cambio en su ambiente
- Malos hábitos de sueño

Para mejorar el sueño es importante reconocer los factores que pueden estar contribuyendo a sus noches sin descanso.

Etapas del sueño

Hay dos tipos de sueño: de movimientos rápidos de los ojos (REM) y de movimiento no rápido de los ojos (NREM). El NREM se divide en tres fases: sueño ligero, sueño intermedio y sueño profundo (vea "Su ciclo natural del sueño").

Durante la noche pasa continuamente de una fase del sueño a otra. El sueño REM es un periodo de actividad aumentada. Ésta es la fase de sueño durante la cual usted sueña, y sus funciones corporales, como la frecuencia cardíaca, la presión arterial y la respiración, aumentan. Durante el sueño NREM su actividad cerebral disminuye y estas funciones se hacen más lentas.

El sueño profundo es el sueño que más descanso proporciona. También es la fase del sueño que no tiene mucha gente con dolor crónico. Si usted tiene dificultad para dormirse, despierta frecuentemente en la noche o despierta sintiendo que no durmió nada, puede no estar alcanzado períodos de sueño profundo. En su lugar, pasa la noche en el sueño ligero o intermedio. El sueño intermedio ayuda a refrescar su cuerpo, pero no proporciona la relajación y la energía que usted recibe del sueño profundo.

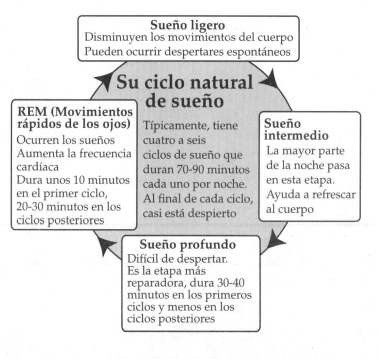

Sueño ligero
Disminuyen los movimientos del cuerpo
Pueden ocurrir despertares espontáneos

Su ciclo natural de sueño

REM (Movimientos rápidos de los ojos)
Ocurren los sueños
Aumenta la frecuencia cardíaca
Dura unos 10 minutos en el primer ciclo, 20-30 minutos en los ciclos posteriores

Típicamente, tiene cuatro a seis ciclos de sueño que duran 70-90 minutos cada uno por noche. Al final de cada ciclo, casi está despierto

Sueño intermedio
La mayor parte de la noche pasa en esta etapa. Ayuda a refrescar al cuerpo

Sueño profundo
Difícil de despertar. Es la etapa más reparadora, dura 30-40 minutos en los primeros ciclos y menos en los ciclos posteriores

Estrategias que ayudan a dormir mejor

Antes de acostarse, tome un tiempo para relajarse. Podría incluir:

- Practicar técnicas de relajación
- Un baño caliente
- Una colación ligera
- Leer
- Escuchar música suave
- Escribir en su diario

La relajación ayuda a reducir su dolor, pudiendo dormirse más fácilmente. También ayuda a alcanzar un sueño más reparador.

Aquí están otras sugerencias que pueden ayudarlo a dormir mejor:

Establecer horas regulares de sueño. Vaya a la cama y despierte a la misma hora diariamente. Seguir un patrón regular mejora a menudo el sueño.

Limite su tiempo en la cama. Demasiado sueño puede favorecer un sueño superficial no reparador. Trate de dormir ocho horas. Algunas personas tienen suficiente con sólo cuatro o cinco horas. Otras necesitan hasta 10 horas de sueño. No se quede en la cama más de 10 horas.

No "trate" de dormir. Mientras más trata, más despierto está. Lea o vea televisión hasta que se quede dormido naturalmente.

Limite las actividades en la recámara. Deje su recámara para dormir y tener relaciones sexuales. No vea TV ni lleve material de trabajo a la cama.

Evite o limite la cafeína, el alcohol y la nicotina. La cafeína y la nicotina pueden impedir que se duerma. El alcohol produce un sueño no reparador y despertares frecuentes.

Minimice las interrupciones. Cierre la puerta de su recámara o cree un ruido sutil de fondo, como un ventilador, para ahogar otros ruidos. Mantenga la temperatura de su recámara agradable, y tome menos líquidos antes de ir a la cama para que no tenga que levantarse en la noche al baño.

Manténgase activo. La actividad física regular lo ayuda a dormir más profundamente. Trate de tener por lo menos 30 minutos de actividad física diariamente, de preferencia cinco a seis horas antes de acostarse. También manténgase ocupado durante el día. El hastío favorece un sueño no reparador.

Programe el "tiempo para preocuparse". No lleve sus preocupaciones a la cama. En la tarde piense en sus preocupaciones y en la formas de solucionarlas.

Verifique sus medicinas. Pregunte a su médico si pueden estar contribuyendo a su dificultad para dormir. También verifique los productos que se pueden obtener sin receta para ver si contienen cafeína u otros estimulantes (como pseudoefedrina).

Siesta, ¿o no?

La urgencia de dormitar un poco a la mitad del día está integrada en su reloj biológico. Generalmente ocurre entre la 1 p.m. y las 4 p.m., cuando su temperatura corporal disminuye ligeramente en forma natural.

La siesta no es un sustituto de una noche de sueño. No tome una siesta si tiene dificultad para dormir en la noche. Si encuentra que la siesta lo refresca y no interfiere con el sueño en la noche, intente estas ideas:

Que sea breve. Treinta minutos es ideal. Las siestas de más de una a dos horas tienen mayor probabilidad de interferir con el sueño de la noche.

Tome una siesta a media tarde. Las siestas en este tiempo producen un sueño físicamente vigorizante.

Si no toma una siesta, sólo descanse. Acuéstese y mantenga su mente en algo relajante.

¿Qué hay respecto a las medicinas para dormir?

Si usted tiene dificultad para dormir, su médico puede prescribir una medicina hasta que otras medidas para mejorar el sueño y para controlar el dolor hayan tenido tiempo de actuar. La desventaja de muchas medicinas de prescripción o que se pueden obtener sin receta es que a menudo no le permiten pasar por todas las fases del sueño. Las medicinas pueden también perder su eficacia y causar efectos secundarios, incluyendo resequedad de la boca, confusión al día siguiente y dependencia física. Por eso es mejor tratar de mejorar el sueño con cambios en el estilo de vida.

Para las dificultades para dormir asociadas al dolor crónico, a menudo se prescriben antidepresivos. Un efecto secundario de algunos antidepresivos es confusión. Cuando se toman antes de acostarse pueden ayudarlo a dormir. Además, los antidepresivos no producen adicción.

Controlar el peso

Mantener un peso saludable reduce el riesgo de enfermedades como cardiopatía coronaria, colesterol elevado, presión arterial alta y diabetes. También es más fácil controlar su dolor cuando no tiene sobrepeso. Eso se debe a que el sobrepeso socava su nivel de energía, aumenta la tensión sobre los músculos y articulaciones y disminuye la flexibilidad. No es necesario que llegue a estar "delgado". Pero bajar inclusive unos cuantos kilogramos puede mejorar su nivel de dolor.

¿Es su peso saludable?

Tres evaluaciones que usted mismo puede hacer le indican si su peso es saludable o si podría beneficiarse con la reducción de peso.

Índice de masa corporal. El índice de masa corporal (IMC) es una fórmula que toma en cuenta su peso y su estatura para determinar si tiene un porcentaje de grasa total corporal saludable o no saludable. Es una mejor medida de los riesgos de la salud relacionados con el peso que la báscula del baño o las tablas convencionales de peso y estatura.

Para determinar su índice de masa corporal, localice su estatura en el cuadro de la página siguiente y sígala hasta llegar al peso más cercano al suyo. Vea arriba de la columna del IMC. (Si su peso es menor del peso más cercano al suyo, su IMC puede ser ligeramente menor. Si su peso es mayor al más cercano al suyo, su IMC puede ser ligeramente mayor). Un IMC entre 19 y 24 se considera saludable. Un IMC entre 25 y 29 significa sobrepeso, y un índice de 30 o más indica obesidad.

Circunferencia de la cintura. Esta medición sigue en importancia al IMC. Indica en dónde está localizada la mayoría de su grasa. La gente que tiene la mayor parte del peso alrededor de su cintura a menudo se refieren como "manzanas". Los que llevan la mayoría de su peso por debajo de la cintura, alrededor de sus caderas y muslos, son conocidos como "peras".

Generalmente es mejor tener forma de pera que de manzana. La acumulación de grasa alrededor de su cintura se asocia a riesgo aumentado de presión arterial alta además de otras enfermedades como diabetes, cardiopatía coronaria, accidente vascular cerebral y ciertos tipos de cáncer. Esto se debe a que la grasa del abdomen tiene mayor probabilidad de degradarse y acumularse en sus arterias, aunque el mecanismo exacto por el que esto ocurre no ha sido comprobado.

Para determinar si usted tiene mucho peso alrededor de su abdomen, mida la circunferencia de su cintura. Encuentre el punto más alto de cada uno de los huesos de sus caderas y mida a través de su abdomen inmediatamente por arriba de estos puntos. Una medición mayor de 102 centímetros (40 pulgadas) en hombres y 88 centímetros (35 pulgadas) en mujeres significa aumento de riesgos para la salud, especialmente si usted tiene un IMC de 25 o más.

Antecedentes personales y familiares. Las cifras de la presión arterial solas no son suficientes. Una evaluación de su historia clínica, junto con la de su familia, son igualmente importantes para determinar si su peso es saludable.

Responda a estas preguntas

- ¿Tiene algún trastorno de salud, como artritis o dolor de espalda, que se pudieran beneficiar con la reducción de peso?

¿Cuál es su IMC?

Índice de masa corporal (IMC)

IMC	Saludable		Sobrepeso					Obesidad				
	19	**24**	25	26	27	28	29	30	35	40	45	50
Estatura					Peso en kilogramos							
1.47	41.00	51.75	53.55	55.8	58.05	60.3	62.1	64.35	75.15	85.95	96.75	107.55
1.49	42.3	49.05	55.8	57.6	59.85	62.1	64.35	66.6	77.85	89.1	99.9	111.15
1.52	43.65	55.35	57.6	59.85	62.1	64.35	66.6	68.85	80.55	91.8	103.5	114.75
1.54	45	57.15	59.4	61.65	64.35	66.6	68.85	71.1	83.25	94.95	107.1	118.8
1.57	46.8	58.95	61.2	63.9	66.15	68.85	71.1	73.8	85.95	98.1	110.7	122.85
1.60	48.15	60.75	63.45	65.7	68.4	71.1	73.35	76.05	88.65	101.25	114.3	126.9
1.62	49.5	63	65.25	67.95	70.65	73.35	76.05	78.3	91.8	104.4	117.9	130.95
1.64	51.3	64.8	67.5	70.2	72.9	75.6	78.3	81	94.5	108	121.5	135
1.67	53.1	66.6	69.75	72.45	75.15	77.85	80.55	83.7	97.2	111.15	125.1	139.05
1.69	54.45	68.85	71.55	74.7	77.4	80.1	83.25	85.95	100.35	114.75	129.15	143.55
1.72	56.25	71.1	73.8	76.95	79.65	82.8	85.5	88.65	103.05	117.9	132.75	147.6
1.74	57.6	72.9	76.05	79.2	81.9	85.05	87.75	91.35	106.2	121.5	136.8	152.1
1.77	59.4	75.15	78.3	81.45	84.6	87.3	90.9	94.05	109.35	125.1	140.85	156.6
1.80	61.2	77.4	80.55	83.7	86.85	90	93.6	96.75	112.50	128.7	144.9	161.1
1.83	63	79.65	82.8	85.95	89.55	92.7	95.85	99.45	116.1	132.3	148.95	165.6
1.85	64.8	81.9	85.05	88.65	91.8	95.4	98.55	102.15	119.25	135.9	153	170.1
1.88	66.6	82.8	87.3	90.9	94.5	98.1	101.25	104.85	122.4	139.95	157.5	175.05
1.90	68.4	86.4	90	93.6	97.2	100.8	104.4	108	125.55	143.55	161.5	179.55
1.93	70.2	88.65	205	95.85	99.45	103.5	107.1	110.7	129.15	147.6	166.05	184.5

Modificado de *Guías Clínicas para la Identificación, Evaluación y Tratamiento del Sobrepeso y Obesidad en Adultos*, Institutos Nacionales de Salud (NIH por sus siglas en inglés), 1998.

- ¿Tiene antecedentes familiares de una enfermedad relacionada con el peso, como diabetes tipo 2, presión arterial alta o apnea del sueño?
- ¿Ha aumentado considerablemente de peso a partir de la secundaria? El aumento de peso en la vida adulta se asocia a aumento de los riesgos para la salud.
- ¿Fuma cigarrillos, toma más de dos bebidas alcohólicas al día o vive con estrés significativo? En combinación con estos comportamientos, el exceso de peso puede tener mayores implicaciones para la salud.

Añadiendo los resultados. Si su IMC muestra que usted no tiene sobrepeso, que no tiene demasiado peso alrededor de su abdomen y ha contestado "no" a todas las preguntas de la historia personal o familiar, probablemente no exista ninguna ventaja para la salud en cambiar el peso. Su peso es saludable.

Si su IMC se encuentra entre 25 y 29, su circunferencia de la cintura es igual o excede de las guías saludables o si usted ha contestado "sí" por lo menos a una pregunta de salud personal y familiar, puede beneficiarse reduciendo unos cuantos kilos. Discuta su peso con su médico durante su siguiente visita.

Si su IMC es de 30 o más, es obvio que reducir su peso mejorará su salud y disminuirá su riesgo de enfermedades futuras.

Cómo reducir el peso con éxito

La mejor forma de bajar de peso con seguridad y mantenerse así permanentemente es mediante cambios en el estilo de vida. Hay muchos productos y programas que prometen ayudarlo a bajar unos kilogramos, pero no siempre son seguros o eficaces. Una vez que deja la dieta, vuelve a recuperar el peso.

Mencionamos algunas medidas que pueden ayudarle a tener éxito:

Comprométase. Debe estar motivado para bajar de peso porque eso es lo que usted quiere, no lo que alguien quiere que usted haga. Sólo usted puede ayudarse a bajar de peso. Sin embargo, eso no significa que tiene que hacerlo todo usted. Su médico, una dietista u otro profesional de la atención de la salud pueden ayudarlo a desarrollar un plan para bajar de peso.

Piense positivamente. No siga pensando en lo que debe dejar para bajar de peso. En su lugar, concéntrese en lo que va a ganar. En lugar de pensar "Realmente extraño comer una dona en el desayuno", dígase a usted mismo: "Me siento mucho mejor cuando como un pan tostado y cereal en la mañana".

Ordene sus prioridades. El momento es crítico. No trate de bajar de peso si está distraído por otros problemas. Se requiere mucha energía mental y física para cambiar de hábitos. Si tiene problemas familiares o económicos o está tratando de disminuir las medicinas, puede no ser el mejor momento de tratar de bajar de peso.

Establezca una meta real. No trate de alcanzar un peso irreal. En su lugar, trate de alcanzar un peso cómodo que mantenga fácilmente como adulto joven. Si siempre ha tenido sobrepeso, trate de llegar a un peso que lo ayude a reducir la presión sobre sus articulaciones y músculos y mejore su nivel de energía.

Acepte que la reducción de peso saludable es lenta y constante. Un buen plan de reducción de peso generalmente implica bajar no más de 0.5 a 1 kilogramo por semana. Establezca objetivos semanales o mensuales que le permitan comprobar sus éxitos.

Conozca sus hábitos. Para estar consciente de su comportamiento de alimentación, pregúntese a usted mismo si tiende a comer cuando está aburrido, enojado, cansado, ansioso, deprimido o presionado socialmente. Si es así, intente estas posibles soluciones.

• Antes de comer algo, pregúntese si realmente lo quiere.
• Haga algo para distraerse de su deseo de comer, como hablar con un amigo por teléfono o enviar un encargo.
• Si se siente estresado o enojado, dirija esa energía constructivamente.

En lugar de comer, practique una técnica de relajación o camine rápidamente.

No se quede con hambre. Los alimentos líquidos, las pastillas para dieta y las combinaciones de alimentos especiales no son su respuesta a largo plazo para el control del peso y una mejor salud.

La mayoría de la gente trata de bajar de peso consumiendo 1 000 a 1 500 calorías al día. Disminuir las calorías a menos de 1 200 si es usted mujer o a 1 400 calorías si es usted hombre no proporciona suficiente alimento para estar satisfecho. Además favorece la pérdida temporal de líquidos y la pérdida de músculo sano, en lugar de una pérdida permanente de grasa.

La mejor forma de bajar de peso es comer alimentos más saludables.

Permanezca activo. La dieta le ayudará a bajar de peso. Pero si se agregan 30 minutos caminando rápidamente la mayoría de los días de la semana, puede duplicar la velocidad de la reducción de peso. La actividad física es el factor más importante relacionado con la reducción de peso a largo plazo. Favorece la pérdida de grasa y el desarrollo de músculo. Estos cambios en la composición corporal ayudan a aumentar la velocidad con la que usted quema calorías, haciendo más fácil mantener la reducción de peso.

Piense en toda la vida. No es suficiente comer alimentos saludables y practicar ejercicio unas cuantas semanas o inclusive varios meses. Tiene que incorporar este comportamiento en su vida.

Comer para estar más saludable

El alimento no puede controlar su dolor. Pero una dieta nutritivamente balanceada puede mejorar cómo se siente. Además de ayudarlo a bajar de peso, comer diversos alimentos le proporciona energía y una sensación de bienestar general. Los alimentos nutritivos, combinados con una dieta saludable, son también su mejor apuesta para permanecer sano.

Comer bien = variedad

Si usted piensa que comer bien es contar las calorías o revisar los gramos de grasa, es tiempo que empiece a pensar del alimento en una nueva forma. Comer bien significa disfrutar un gran sabor así como una gran nutrición.

Ningún alimento proporciona todos los nutrientes que su cuerpo necesita. Diversos alimentos ayudan a asegurar una combinación adecuada de nutrientes para una buena salud.

Aquí presentamos los tipos y la cantidad de alimentos para consumir diariamente. Dando importancia a estos alimentos, usted limita el consumo de grasa, de grasa saturada y de colesterol de su dieta.

Granos: 6 a 11 porciones. Los granos –cereales, pan, arroz y pasta– proporcionan una variedad de nutrientes y son ricos en carbohidratos complejos llenos de energía. A pesar de la creencia equivocada común de que el pan y la pasta aumentan de peso, estos alimentos son bajos en grasa y calorías. Es lo que se agrega al pan y a las pastas –aderezos y salsas hechas con grasas, aceites o quesos– lo que añade calorías.

Seleccione granos enteros siempre que sea posible porque contienen más fibra que los granos refinados. La fibra mejora los niveles de colesterol y controla el azúcar. También acelera la digestión, ayudando a prevenir el estreñimiento.

Vegetales: Por lo menos 3 porciones. Los vegetales proporcionan una variedad de vitaminas, minerales, y en la mayoría de los casos, fibra. Además, contienen fitoquímicos, sustancias que pueden reducir el riesgo de enfermedad cardiovascular y algunos cánceres. Los vegetales son también bajos en calorías y virtualmente libres de grasa.

Frutas: Por lo menos 2 porciones. Todas las frutas, en cualquier forma –frescas, secas, congeladas y envasadas– desempeñan un papel importante para comer bien. Junto con pocas calorías y poca o ninguna grasa, la fruta contiene vitaminas, minerales, fitoquímicos y fibra. Además, la fruta sirve como edulcorante natural para otros alimentos.

Productos lácteos: 2 a 3 porciones. La leche, el yogur y el queso son fuentes importantes de calcio y vitamina D, que ayudan a su cuerpo a absorber calcio. También proporcionan las proteínas necesarias para elaborar y mantener los tejidos del cuerpo. Sin embargo, los productos lácteos pueden ser altos en grasa y colesterol, por lo que las mejores selecciones son los productos bajos o libres de grasa.

Cómo determinar una porción

El número de porciones recomendadas para cada grupo de alimentos puede parecer demasiado. Pero las porciones son más pequeñas de lo que usted piensa. Aquí presentamos algunos ejemplos de lo que cuenta como 1 porción de estos alimentos.

Alimentos	Ejemplos de las porciones
Granos	1 rebanada de pan integral de trigo
	1/2 pan tostado o bollo inglés
	1/2 taza (3 oz / 90 g) de cereal cocinado, arroz o pasta
	1/2 taza (3 oz / 30 g) de cereal listo para comer
Frutas y vegetales	1/2 taza (1 1/2 oz / 46 g) de pasas
	3/4 taza (6 oz / 180 mL) de jugo de frutas 100%
	1 manzana o plátano medianos
	12 uvas
	1 taza (2 oz / 60 g) de vegetales de hojas verdes crudos
	1/2 taza (3 oz / 90 g) de vegetales cocidos
	1/2 papa mediana
Productos lácteos	1 taza (8 oz / 250 mL) de leche descremada o semidescremada
	1 taza (8 oz / 250 g) de yogur bajo en grasa o libre de grasa
	1 1/2 oz (45 g) de queso bajo en grasa o libre de grasa
	2 tazas (16 oz / 500 g) de queso cottage bajo en grasa o libre de grasa
Carne, pollo y pescado	2-3 oz (60-90 g) de pollo cocido sin piel, alimentos del mar o carne magra
Legumbres	1/2 taza (3 1/2 oz / 105 g) de frijoles cocidos, chícharos secos o lentejas

Aves de corral, alimentos del mar y carne: No más de 3 porciones. Estos alimentos son fuentes importantes de proteínas, con vitaminas B, hierro y zinc. Sin embargo, debido a que inclusive las variedades magras contienen grasa y colesterol, limite todos los alimentos animales.

Legumbres: Frecuentemente, como alternativas de los alimentos animales, bajas en grasa y sin colesterol, las legumbres –como frijoles, chícharos secos y lentejas– son su mejor fuente de proteínas vegetales. También proporcionan nutrientes, fitoquímicos y fibra.

Grasas, dulces y alcohol: poco. El alcohol, y las grasas y azúcares que ocurre naturalmente en ciertos alimentos proporcionan calorías sin nutrientes. La forma más obvia de disminuir la grasa de su dieta es reducir la cantidad de grasa pura –mantequilla, margarina y aceites vegetales– que añade al alimento para cocinarlo. También limite los dulces, los refrescos con azúcar y los postres.

Limite el alcohol

El mejor consejo respecto al alcohol es: si usted bebe, hágalo con moderación (vea "¿Qué es beber con moderación?"). Y si usted toma alguna medicina, mejor no beba nada de alcohol.

El alcohol puede aumentar la potencia y efectos secundarios de muchas medicinas de prescripción, incluyendo calmantes y antidepresivos. Además, combinar regularmente el alcohol con calmantes que se pueden obtener sin receta, incluyendo acetaminofén o antiinflamatorios no esteroideos, puede aumentar el riesgo de daño hepático.

Consumir alcohol para ayudar a aliviar el dolor puede llevar a dependencia y adicción. Si usted bebe regularmente más de una cantidad moderada de alcohol, hable con su médico respecto a la forma más segura y exitosa de limitar el alcohol.

> **"¿Qué es beber con moderación?"**
>
> Para la mayoría de los hombres, beber con moderación es no más de dos bebidas al día. Esto equivale a dos botellas de cerveza de 12 onzas (355 mL), dos copas de vino de 5 onzas (150 mL) o dos bebidas de whiskey de 1 onza (30 mL).
>
> Para las mujeres y los hombres de talla pequeña, beber con moderación es la mitad de eso: no más de una bebida al día. La cantidad es menor porque las mujeres y los hombres de talla pequeña generalmente absorben más alcohol.

Deje de fumar

No hay duda que fumar es peligroso para su salud. El humo del tabaco contiene más de 4 000 sustancias que pueden dañar su corazón y sus vasos sanguíneos y causar cáncer. Fumar contribuye también al dolor crónico aumentando la fatiga y la debilidad muscular. El monóxido de carbono del tabaco reemplaza al oxígeno de sus glóbulos rojos. Menos oxígeno significa menos energía y menos nutrientes para los tejidos de su cuerpo.

Cómo vencer al tabaco

Algunas personas pueden simplemente dejar de fumar y no volver nunca a hacerlo. Para otras, dejar de fumar requiere varios intentos y varios métodos. No deje que una mala experiencia le impida intentar de nuevo. Usted puede aprender de los intentos previos, aumentando su probabilidad de tener éxito en el futuro.

Siguiendo estos pasos puede aumentar sus probabilidades de dejar de fumar para siempre:

Paso 1: Haga su tarea. En esa forma usted sabe lo que puede esperar. Puede presentar síntomas de supresión física por lo menos durante 10 días. Los síntomas comunes incluyen irritabilidad, ansiedad y pérdida de concentración. Posteriormente, puede tener todavía una urgencia de encender un cigarrillo en situaciones familiares, como después de un alimento o al conducir el automóvil. Estas urgencias generalmente son muy breves, pero pueden ser muy fuertes.

Conociendo lo que puede esperar y planeando actividades alternativas, estará mejor preparado para manejar las urgencias. Estas actividades podrían incluir masticar chicle después de un alimento, o algún bocadillo, algunas zanahorias o galletas tostadas bajos en sal mientras conduce el automóvil para mantener sus manos ocupadas.

Paso 2: Fije una fecha para dejar de fumar. Dejar de fumar por completo parece funcionar mejor que disminuir gradualmente. Cuidadosamente seleccione una fecha para dejar de hacerlo.

Muchos fumadores escogen dejar de fumar durante unas vacaciones relajantes. Una razón son los cambios de la rutina en vacaciones. Es más fácil dejar los rituales del cigarro que cuando está en el trabajo o en la casa.

Paso 3: Comunique a otros su decisión. Tener el apoyo de familiares, amigos y compañeros puede ayudarle a alcanzar su meta más rápidamente. Sin embargo, muchos fumadores mantienen sus planes de dejar de fumar en secreto porque no quieren aparecer como fracasados si vuelven a fumar.

Mucha gente lo intenta tres o cuatro veces antes de tener éxito.

Paso 4: Empiece cambiando su rutina. Antes de la fecha para dejar de fumar, disminuya el número de lugares en que usted fuma. Por

Medicinas que ayudan a dejar de fumar

Estas medicinas pueden reducir los efectos secundarios difíciles de la abstinencia de la nicotina y hacer más fácil dejar de fumar. Úselas siguiendo las instrucciones de su médico, disminuyendo gradualmente su uso en un periodo de semanas o meses.

Parches de nicotina. Disponibles sin receta, los parches de nicotina se colocan sobre la piel, en donde liberan gradualmente nicotina en su cuerpo. Esto ayuda a reducir el ansia por la nicotina cuando disminuye o deja de fumar. Los parches pueden irritar su piel, pero puede minimizar la irritación cambiando el sitio del parche y aplicando una crema de cortisona que puede comprar sin receta.

Chicle de nicotina. Puede usted también comprar chicle de nicotina sin necesidad de receta. Mastíquelo varias veces, luego "estaciónelo" entre sus carrillos y encías. El revestimiento de su boca absorbe la nicotina que libera el chicle. El chicle de nicotina puede satisfacer su urgencia por la nicotina en la misma forma que el parche.

Nebulizaciones nasales de nicotina. Ayudan a dejar de fumar en la misma forma que el parche o el chicle, pero con este método usted nebuliza nicotina en su nariz. Ahí se absorbe rápidamente en la sangre a través del revestimiento de la nariz, proporcionando una respuesta más rápida al deseo de la nicotina que los otros productos. El producto está diseñado principalmente para cuando usted necesita un "golpe" rápido de nicotina. Está disponible únicamente con receta médica.

Inhalador de nicotina. Esta medicina relativamente nueva está disponible únicamente con receta médica. El dispositivo parece un cigarrillo de plástico. Un extremo del inhalador tiene una boquilla de plástico como la de los cigarrillos. Cuando coloca esta boquilla en la boca e inhala, como cuando inhala un cigarrillo, el inhalador libera un vapor de nicotina en su boca, reduciendo su deseo por la nicotina. También ayuda a los fumadores que extrañan el ritual de fumar de la mano a la boca.

Medicina sin nicotina. El bupropión es la primera medicina sin nicotina aprobada por la Administración de Alimentos y Medicamentos como auxiliar para dejar de fumar. No es clara la forma en que funciona, pero estimula las mismas sustancias químicas implicadas en la adicción a la nicotina. El bupropión está disponible también únicamente con receta médica.

ejemplo, deje de fumar en su automóvil, y fume sólo en una habitación o fuera de la casa.

Este método ayuda a reducir la urgencia de fumar y puede sentirse más cómodo en estos lugares sin fumar.

Paso 5: Hable con su médico respecto a medicinas. La nicotina es una sustancia altamente adictiva. La abstinencia de la nicotina puede producir irritabilidad, ansiedad y dificultad para concentrarse. Se dispone de medicinas que pueden ayudar a disminuir los síntomas de abstinencia y aumentar sus probabilidades de éxito (vea "Medicinas que ayudan a dejar de fumar").

Paso 6: Sólo un día a la vez. El día que va a dejar de fumar, deje de fumar completamente. Cada día enfoque su atención en seguir sin fumar.

Paso 7: Evite las situaciones en que fuma. Cambie las situaciones en las que acostumbraba fumar. Levántese de la mesa inmediatamente al terminar de comer si éste es un tiempo en que acostumbraba encender un cigarrillo. En su lugar camine un poco. Si usted fumaba mientras hablaba por teléfono, evite las conversaciones telefónicas prolongadas o cambie el lugar en donde habla. Si tenía una silla favorita para fumar, evítela.

Pronto podrá anticipar cuándo va a tener urgencia de fumar. Antes que llegue, empiece a hacer algo que haga inconveniente que fume, como lavar el automóvil o podar el césped. Su comportamiento de fumar está profundamente arraigado y es automático. Por lo tanto, necesita anticipar su comportamiento reflejo y planear alternativas.

Paso 8: Anote la hora de su urgencia. Verifique su reloj cuando llega la urgencia de fumar. La mayoría son períodos cortos. Una vez que se da cuenta de esto, es más fácil resistir. Recuérdese a usted mismo "Puedo esperar otros minutos y la urgencia pasará".

Exprese su sexualidad

La sexualidad es una parte natural y saludable de la vida, y una parte de su identidad como hombre o mujer. Implica el deseo de intimidad física y emocional.

La sexualidad puede expresarse a través de intereses compartidos, compañía o estrecharse las manos. Una expresión más física de la sexualidad es el contacto físico, incluyendo las relaciones sexuales.

Cuando el dolor crónico invade su vida, los placeres de la sexualidad a menudo desaparecen. Usted puede no sentir deseos de socializar, compartir sus pensamientos y sentimientos o tener contacto íntimo. Tal vez siente que su dolor lo ha hecho menos deseable para su compañero. Sus arreglos para dormir pueden haber cambiado inclusive. Algunas personas duermen en una recámara sobrante o en un sofá porque tienen dificultad para sentirse cómodos o no quieren despertar a su pareja. A pesar de su dolor puede tener una relación sana y satisfactoria. Empieza con la comunicación honesta. Usted y su pareja necesitan hablar respecto a cómo se siente, qué es lo que extraña y qué es lo que quiere o necesita de su relación. También necesita ser creativo y estar dispuesto a hacer cambios. Eso podría ser tan básico como comprar un nuevo colchón o una cama más grande para no tener que dormir aparte, o explorar diferentes formas de expresar su sexualidad.

En todas las sociedades, se requiere esfuerzo para mantener lo que es bueno y corregir lo que no lo es. Una relación sexual sana puede afectar positivamente todos los aspectos de su vida, incluyendo su salud física, autoestima, productividad y otras relaciones.

Ser más íntimo

Empiece lentamente. Antes de concentrarse en mejorar su relación sexual, pase tiempo hablando. Conózcanse de nuevo. Busque también formas de reavivar su romance. Vaya a una cita, planee un día de campo, envíe flores o intercambie regalos personales.

Recuérdese a usted mismo que los problemas son también oportunidades. En sus esfuerzos por ser más íntimo puede descubrir algo de su pareja que hubiera pasado por alto. La relación que usted recupera puede inclusive ser mejor que la que tenía antes del dolor.

Temores de reanudar las relaciones sexuales

Usted o su pareja pueden tener temores respecto al contacto sexual, y debido a esto, pueden evitar los encuentros íntimos. Diferir la intimidad sólo aumenta la ansiedad que rodea a las relaciones sexuales. Hablar abiertamente con su pareja de sus temores puede ayudar a disminuirlos.

Temor de aumentar el dolor. Es natural querer evitar el dolor adicional. Es frecuente preocuparse de que las relaciones sexuales le causen dolor físico, especialmente si su dolor está centrado en su espalda, abdomen o pelvis.

Experimentar con diferentes posiciones y otras formas de satisfacer sus necesidades sexuales y las de su pareja puede ayudar a los dos a disfrutar los encuentros íntimos (vea "Haga el amor creativamente" en la página siguiente). Recuerde, la sexualidad no es sólo el coito. Es cualquier acción que lo conecta íntimamente con otra persona.

Temor de rechazo de su pareja. Éste es un sentimiento frecuente. Usted puede preguntarse si su pareja siente menor atracción por usted

Haga el amor creativamente

Las relaciones sexuales son sólo una forma de satisfacer su necesidad de cercanía humana. La intimidad puede expresarse en muchas formas diferentes.

Tacto. Explorando el cuerpo de su pareja a través del tacto es una forma excitante de expresar sus sentimientos sexuales. Esto puede incluir abrazos, caricias, toques, masajes y besos. El tacto en cualquier forma aumenta los sentimientos de intimidad.

Autoestimulación. La masturbación es una forma normal y saludable de satisfacer sus necesidades sexuales. Una pareja puede usar la masturbación durante la actividad sexual mutua si la otra pareja no es muy activa.

Sexo oral. Puede ser una alternativa o complemento del coito tradicional.

Tiempo y posiciones. Un cambio en la hora del día en que usted tiene relaciones sexuales puede mejorar su forma de hacer el amor. Mucha gente tiene a menudo mayores niveles de dolor en la noche. Si esto es cierto, usted y su pareja podrían intentar las relaciones sexuales en la mañana o en la tarde.

Experimentar en diferentes posiciones. Acuéstese de lado, arrodíllese o siéntese. Hay muchos libros buenos en las librerías que describen diferentes formas de tener relaciones sexuales.

Vibradores y lubricantes. Un vibrador puede agregar placer sin ejercicio físico. Si la falta de lubricación natural es un problema, los lubricantes que se pueden obtener sin receta pueden prevenir el dolor asociado a la resequedad vaginal.

debido a su dolor. Mientras más tiempo tenga estos temores, más difícil es superarlos.

Hable abiertamente con su pareja respecto a sus sentimientos y temores y aliente a su pareja a hacer lo mismo.

Temor de no lograr el desempeño sexual. Si tiene dificultad para excitarse sexualmente, mantener una erección o alcanzar el orgasmo, hable con su médico. Su dolor mismo, la depresión, la preocupación de su apariencia física, el alcohol y las medicinas pueden afectar su desempeño sexual.

Los antidepresivos y los sedantes son algunas de las medicinas que pueden reducir su capacidad sexual, incluyendo impotencia. Si usted sospecha que una medicina puede estar afectando su desempeño sexual, no deje de tomar el medicamento sin consultar primero a su médico.

Algunas veces la falla para desempeñarse adecuadamente es simplemente el resultado del estrés y la ansiedad. La paciencia y comprensión puede ayudarlo a menudo a superar el problema.

Tome en cuenta las necesidades espirituales

La espiritualidad es un aspecto importante del bienestar general que mucha gente tiende a pasar por alto.

La espiritualidad se confunde a menudo con la religión. Pero la espiritualidad no está tan relacionada con una creencia específica o forma de adoración como con el espíritu o el alma. La espiritualidad trata del significado, de los valores y del propósito de la vida.

La religión puede ser una forma de expresar la espiritualidad, pero no es la única forma. Para algunas personas la espiritualidad es un sentimiento a tono con la naturaleza y el universo. Para otras, la espiritualidad se expresa a través de la música, la meditación o el arte.

Tomar en cuenta sus necesidades espirituales puede ser una estrategia eficaz para manejar el dolor crónico. La gente encuentra que trae paz interior y fuerza para enfrentar su dolor y estrés.

Espiritualidad y curación

Numerosos estudios han intentado medir el efecto de la espiritualidad sobre la recuperación de la enfermedad. Al revisar muchos de estos estudios, los investigadores de la Escuela de Medicina de la Universidad de Georgetown encontraron que por lo menos 80 por ciento de los estudios sugirió que las creencias espirituales tienen un efecto benéfico sobre la salud. Los investigadores concluyeron que la gente que se considera espiritual goza de mejor salud, vive más, se recupera de la enfermedad más rápidamente y con menos complicaciones, sufre menos depresión y adicción química, tiene presión arterial menor y enfrenta mejor las enfermedades graves, como el cáncer y la enfermedad cardiovascular.

Nadie sabe exactamente cómo afecta a la salud la espiritualidad. Algunos expertos atribuyen el efecto de curación a la esperanza, que se sabe beneficia el sistema inmunológico. Otros relacionan los actos espirituales y creencias a la meditación, que disminuye la tensión muscular y puede hacer más lenta la frecuencia cardíaca. Otros más señalan la relación social que a menudo proporciona la espiritualidad.

Un punto importante que debe tener en mente: aun cuando la espiritualidad se asocia a curación y mejor salud, no es una curación.

La espiritualidad puede ayudarle a vivir una vida más plena a pesar de sus síntomas, pero los estudios no han encontrado que cure los problemas de la salud. Es mejor considerar la espiritualidad como una fuerza que ayuda a la curación, pero no un sustituto de los cuidados médicos tradicionales.

Encontrando el bienestar espiritual

El primer paso hacia un sentimiento de bienestar espiritual es reconocer cuáles acciones, sentimientos, personas o circunstancias están interfiriendo con su sentimiento de paz interior. Una vez que usted reconoce lo que le causa enojo, ansiedad, nerviosismo o estrés, puede empezar a responder eficazmente.

Use las habilidades de manejo y solución de problemas discutidos en el capítulo 9 (página 89) para ayudarse a enfrentar las emociones o circunstancias que lo están afligiendo. Si decide que lo que le causa enojo, ansiedad, nerviosismo o estrés está más allá de su control, necesita reconocerlo y "dejarlo ir".

Mucha gente encuentra que hablar abiertamente con un terapista, un líder religioso o su médico ayuda a encontrar la paz interna. Otros métodos para tener paz interior incluyen las técnicas de relajación, los escritos inspirados, el culto, la oración, el trabajo voluntario, el arte, la música y pasar tiempo al aire libre.

Capítulo 12

¿Y los medicamentos?

P ara el dolor agudo, las medicinas son a menudo la primera línea de tratamiento, y generalmente son efectivas. Después de un tiempo el dolor disminuye o desaparece.

Para el dolor crónico, la solución generalmente no es tan simple, las medicinas no siempre son eficaces para el dolor crónico. El uso a largo plazo de medicinas para el dolor puede causar también efectos secundarios, incluyendo problemas relacionados con el estómago, daño hepático y dependencia. Y algunas veces las medicinas pueden agravar su dolor.

Sin embargo, eso no significa que las medicinas no puedan ser parte de su tratamiento. Las medicinas pueden reducir algunas veces el dolor crónico con efectos secundarios limitados. Pueden también ayudar a controlar una reactivación temporal de su dolor. Además, las medicinas pueden ayudar a tratar otros trastornos que pueden acompañar al dolor crónico, como la depresión o la dificultad para dormir.

Este capítulo revisa varias medicinas y los tratamientos relacionados con medicamentos, para ayudarlo a comprender por qué algunas medicinas y tratamientos pueden ser adecuados, por qué debe limitar otros y por qué puede ser mejor evitar todas las medicinas.

Analgésicos simples

Los medicamentos para el dolor, llamadas analgésicos, son las medicinas más utilizadas. Controlan el dolor en varias formas, interfiriendo con el desarrollo de los mensajes del dolor, la frecuencia, la vía o la interpretación.

Aquí presentamos los analgésicos más frecuentes que se pueden obtener sin y con receta médica.

Antiinflamatorios no esteroideos (AINE)

Los AINE son más eficaces para el dolor leve a moderado que se acompaña de hinchazón e inflamación. Estas medicinas alivian el dolor inhibiendo una enzima de su cuerpo llamada ciclooxigenasa. Esta enzima elabora normalmente sustancias llamadas prostaglandinas, involucradas en el desarrollo del dolor y la inflamación.

Los AINE son especialmente útiles para el dolor de la artritis o por distensión muscular, esguinces, lesiones de la espalda y cuello o calambres.

Los AINE que se puede obtener sin receta incluyen:

- aspirina
- ibuprofén
- ketoprofén
- naproxén sódico

Los AINE disponibles únicamente con receta incluyen:

- diclofenaco sódico
- etodolaco
- fenoprofén
- flurbiprofén
- indometacina
- ketorolaco trometamina
- nabumetone
- naproxén
- oxaprozina
- piroxicam
- sulindac

Cuando se toman ocasionalmente y como se prescriben, los AINE son generalmente seguros. Pero si se toman regularmente durante meses o años, o si usted toma más de la dosis recomendada, los AINE pueden causar dolor de estómago, sangrado del estómago o úlceras. Las dosis altas de AINE pueden llevar también a problemas renales, retención de líquidos e insuficiencia cardíaca. El riesgo de estos trastornos aumenta con la edad, especialmente en las mujeres. Si usted toma regularmente AINE, hable con su médico para que pueda monitorizar los efectos secundarios.

Los AINE tienen también un "efecto de techo". Hay un límite en la cantidad de dolor que pueden controlar. Más allá de cierta dosis no proporcionan beneficio adicional. Si usted tiene dolor moderado a severo, ese límite puede no ser suficiente para aliviar el dolor adecuadamente.

Inhibidores de la cox-2

Estos nuevos AINE parecen ser menos perjudiciales para el estómago. Incluyen las medicinas de prescripción:

- celecoxib
- rofexocib

La ciclooxigenasa tiene dos formas, llamadas cox-1 y cox-2. A diferencia de otros AINE, los inhibidores de la cox-2 suprimen únicamente una forma de ciclooxigenasa. Los investigadores creen que parte del papel de la cox-1 es proteger el revestimiento de su estómago. Cuando los AINE suprimen su función, pueden resultar efectos secundarios como los problemas del estómago, del intestino y del riñón.

Los inhibidores de la cox-2 afectan únicamente la forma de la enzima (cox-2) involucrada en la inflamación. Debido a que no afectan a la cox-1, los medicamentos no parecen ser tan perjudiciales para su sistema digestivo.

En estudios de los inhibidores de la cox-2, los participantes refirieron un 30 a 70 por ciento de reducción del dolor sin los efectos secundarios comunes asociados a los AINE tradicionales. Sin embargo, se desconocen los efectos de los inhibidores de la cox-2 a largo plazo.

Acetaminofén

El acetaminofén es más eficaz para el dolor leve a moderado que no se acompaña de inflamación. A diferencia de los inhibidores de la cox-2 y otros AINE, el acetaminofén no afecta a las prostaglandinas. Por lo tanto, tiene poco efecto para reducir la inflamación.

Las marcas de acetaminofén que se pueden obtener sin receta incluyen:

- Anacín-3
- Anacín libre de aspirina
- Excedrín libre de aspirina
- Panadol
- Tylenol

Cuando se toma ocasionalmente y como se recomienda, el acetaminofén es seguro. Sin embargo, si usted toma frecuentemente más de la dosis recomendada en la etiqueta del producto, puede producir daño hepático. El alcohol parece aumentar el riesgo. Si usted combina regularmente demasiado acetaminofén con alcohol, sus probabilidades de daño hepático aumentan.

El acetaminofén algunas veces se combina con un narcótico para proporcionar alivio más fuerte del dolor. Esta forma de medicina está disponible únicamente con receta. Tomada regularmente, puede formar hábito.

Igual que los AINE, si usted toma frecuentemente acetaminofén, asegúrese que su médico lo sabe para que puede monitorizar posibles efectos secundarios.

Ungüentos

Estas medicinas vienen en forma de crema o gel. En lugar de degradarse en su tracto digestivo y desplazarse a su sistema nervioso central, se absorben a través de la piel.

Los ungüentos para calmar el dolor pueden ocasionalmente ayudar al dolor de los nervios y a la inflamación inmediatamente por debajo de la piel. Se dispone de tres tipos de ungüentos que se pueden obtener sin receta:

Capsaicina. Esta medicina es hecha con semillas de chile. Funciona reduciendo una sustancia química llamada sustancia P, involucrada en la transmisión de los mensajes del dolor.

Usted frota periódicamente capsaicina en su piel tres o cuatro veces al día. Generalmente se tarda una a dos semanas antes de empezar a sentir alivio del dolor. Si omite una o dos aplicaciones, tarda más en funcionar la medicina.

La capsaicina es más eficaz para articulaciones artríticas cercanas a la superficie de la piel, como en los dedos, rodillas y codos. Puede ayudar también a aliviar el dolor del herpes zoster (neuralgia postherpética), el dolor de la diabetes (neuropatía diabética) y el dolor crónico cercano a las cicatrices quirúrgicas.

Debido a que generalmente es segura y eficaz, puede usarla a largo plazo. Sin embargo puede irritar temporalmente su piel y producir una sensación de ardor.

Productos metilados. Estas medicinas usan calor o frío para cubrir, o "contrarrestar" el dolor existente.

Los productos metilo pueden aliviar los dolores musculares leves ocasionales, pero no son eficaces en la mayoría de formas de dolor crónico. Además, requieren aplicaciones frecuentes, y algunos productos tienen un olor medicinal.

Productos con aspirina. Los fármacos que contienen salicilato de trolamina, una sustancia química similar a la aspirina. La Administración de Alimentos y Medicamentos (FDA) incluye estas medicinas como seguras, pero no necesariamente eficaces para el alivio del dolor.

Analgésicos potentes contra el dolor

Estas medicinas de prescripción se toman más a menudo para aliviar el dolor del cáncer, una enfermedad terminal, lesiones severas o cirugía. El control del dolor después de la cirugía es especialmente importante porque mientras más pronto esté usted activo, menos riesgo de complicaciones tiene, como neumonía, o coágulos sanguíneos debidos a la inactividad.

Narcóticos

Algunos narcóticos son compuestos naturales derivados del opio. Otros son medicinas sintéticas que funcionan en forma similar.

Los narcóticos incluyen:

- butorfanol
- codeína (aspirina con codeína, tylenol con codeína)
- fentanyl
- hidrocodona
- hidromorfona
- levorfanol
- meperidina
- metadona
- morfina
- oxicodona
- oximorfona
- propoxifeno

Cuando se toman por períodos breves, los narcóticos generalmente causan sólo efectos secundarios leves, como náusea, estreñimiento, sedación y dificultad para pensar. Pero cuando se toman semanas o meses, estos efectos secundarios pueden volverse más molestos. Las medicinas también pueden perder su eficacia al desarrollar su cuerpo tolerancia al medicamento. Se puede argumentar, sin embargo, que la

Cuando las medicinas agravan el dolor

Si usted toma una medicina para el dolor regularmente, algunas veces la medicina puede agravar el dolor en vez de aliviarlo. Esto se llama dolor de rebote.

Aunque los científicos no saben con seguridad lo que causa el dolor de rebote, piensan que el exceso de uso de la medicina para el dolor puede en alguna forma hacer corto circuito en los sistemas de control del dolor del cerebro. Cuando se acaba la medicina, el dolor regresa como una venganza. Para calmar el dolor, usted toma más medicina. Esto resulta en un círculo interminable de dolor intenso y aumento de la dosis de la medicina.

Virtualmente cualquier calmante del dolor puede causar dolor de rebote. La mejor forma de manejar este problema es disminuir gradualmente la medicina con la ayuda de su médico. El dolor puede agravarse unos cuantos días, y luego mejora gradualmente.

mayor preocupación con los narcóticos es el riesgo de dependencia física o adicción (vea página 40). Los narcóticos pueden formar hábito, y por eso los médicos han limitado su uso para el dolor agudo. Sin embargo, en años recientes, ha habido algunas diferencias de opinión respecto a estas drogas. Más médicos han empezado a prescribir narcóticos para el dolor crónico en respuesta a estudios que sugieren que el riesgo de adicción es menor de lo que se creía.

Varios estudios muestran que la gente que toma regularmente un narcótico se hace físicamente dependiente de la droga y experimenta algunos síntomas menores de abstinencia si la deja de tomar abruptamente. Pero sólo un pequeño porcentaje de personas abusa de la droga o se hace psicológicamente adicta a ella. Aun cuando la adicción es un problema serio, la dependencia física en sí puede no resultar en problemas serios, si la medicina se toma como se prescribe.

Sin embargo, todavía muchos médicos creen que los efectos secundarios y los riesgos potenciales asociados al uso de narcóticos a largo plazo para el dolor crónico siguen siendo demasiado altos para justificar su uso. Además, no siempre es posible determinar quién puede estar en riesgo de adicción.

Tramadol

El tramadol es una medicina de prescripción para el dolor que funciona en dos formas. Como narcótico interfiere con la transmisión de las señales del dolor. También puede desencadenar la liberación de las hormonas del cerebro norepinefrina y serotonina que ayudan a disminuir el dolor.

Una corriente constante de alivio

Para algunas personas con dolores intolerables que no son auxiliados por otro tipo de medidas, una opción para controlar el dolor es mediante una bomba de infusión para el dolor.

Es un pequeño artefacto que se implanta quirúrgicamente en la parte baja del abdomen para administrar una infusión constante de medicamento –comúnmente un narcótico– a su espina dorsal.

Algunas veces puede ser una combinación de medicamentos como narcóticos combinados con un relajante muscular y un anestésico local.

Las bombas para el dolor son utilizadas a menudo para controlar dolor asociado con enfermedades terminales o con daños severos en los nervios. Debido a que la cirugía trae consigo riesgos y los narcóticos pueden causar efectos colaterales, el dispositivo es el último recurso cuando otros métodos no han funcionado. Muchas personas a las que se les ha implantado una bomba para el dolor continúan sufriendo con éste último, pero la bomba lo disminuye lo necesario para hacerlo tolerable.

El tramadol se utiliza principalmente para aliviar el dolor agudo moderado a intenso. Su uso en el dolor crónico no ha sido bien estudiado. En unos cuantos estudios en que la medicina se prescribió para el dolor crónico, algunas personas experimentaron alivio significativo del dolor, pero otras no tuvieron alivio.

Debido a que es un narcótico débil, el riesgo de dependencia física y adicción es bajo. Los efectos secundarios del tramadol pueden incluir mareo, sedación, dolor de cabeza, náusea y estreñimiento. Los posibles efectos a largo plazo de la medicina se desconocen.

Otros medicamentos contra el dolor

Irónicamente, algunos de los medicamentos más eficaces y más frecuentemente utilizados para el dolor crónico son medicinas que se desarrollaron para controlar otros trastornos. En seguida se encuentran medicinas que típicamente no están incluidas entre los analgésicos, pero que también reducen el dolor.

Antidepresivos tricíclicos

Además de aliviar los síntomas de depresión, estas medicinas interfieren con ciertos procesos químicos de su cerebro que hacen que se sienta el dolor. Incluyen:
- amitriptilina
- amoxapina
- clomipramina
- desipramina
- doxepina
- imipramina
- nortriptilina
- protriptilina
- trimipramina

A diferencia de los narcóticos, los antidepresivos no causan dependencia o adicción. Sin embargo, los antidepresivos tricíclicos pueden causar confusión. Por lo tanto, generalmente se recomienda que tome la medicina en la noche antes de acostarse. Además, las medicinas pueden causar resequedad de la boca, estreñimiento, dificultad para orinar y aumento de peso. Para reducir o prevenir estos síntomas, su médico probablemente empiece con una dosis baja y aumente lentamente la dosis de la medicina que usted toma. La mayoría de la gente puede tomar antidepresivos tricíclicos y presentar sólo efectos secundarios leves.

Medicinas anticonvulsivas

Desarrolladas primariamente para reducir o controlar las convulsiones epilépticas, estas medicinas ayudan también a controlar el dolor agudo, intenso, punzante causado por el daño a nervios. Las medicinas parecen funcionar deprimiendo los nervios dañados para prevenir que envían señales de dolor no controladas.

Las medicinas anticonvulsiones utilizadas para el dolor crónico incluyen:

- carbamazepina
- gabapentina
- lamotrigina
- fenitoína

Estas medicinas pueden causar mareo, confusión, náusea, y estreñimiento. Pero, de nuevo, la mayoría de la gente tiene sólo mínimas molestias. Los efectos secundarios más intensos pero menos frecuentes incluyen trastornos sanguíneos, cardíacos y hepáticos. Para reducir el riesgo de efectos secundarios, su médico probablemente empiece con una dosis baja de la medicina y aumente gradualmente la dosis durante varias semanas.

Medicamentos para trastornos asociados

El alivio del dolor no es la única razón por la que usted toma medicinas. Las medicinas pueden no reducir su dolor, pero pueden aliviar otros síntomas molestos asociados al dolor crónico. Esto es importante porque cuando usted no tiene otros síntomas, puede dirigir una mayor parte de su energía hacia sus actividades diarias.

Depresión

El alivio de la depresión puede influir significativamente su capacidad para manejar el dolor. Al empezar a sentirse mejor y con más energía, su dolor parece más tolerable.

Los expertos creen que la depresión puede producir un desequilibrio en ciertas sustancias cerebrales (neurotransmisores) que afectan su estado de ánimo y emociones. El trastorno es a menudo tratado con medicinas que aumentan la producción de estas sustancias químicas. Además de los antidepresivos tricíclicos discutidos antes, otros tipos de antidepresivos incluyen:

Inhibidores selectivos de la recaptura de serotonina (ISRS). Estos medicamentos se han convertido en el tratamiento de primera línea de la depresión porque producen pocos efectos secundarios severos. Los medicamentos parecen funcionar aumentando la disponibilidad del neurotransmisor serotonina.

Medicamentos para controlar la migraña

Si la migraña no responde a los medicamentos comunes para el dolor, su médico puede recomendar una o más de estas medicinas:

Medicamentos preventivos

Medicinas para prevenir o reducir la migraña:

Medicamentos cardiovasculares. Incluyen los betabloqueadores y los bloqueadores de los canales el calcio. No es claro cómo controlan la migraña.

Antidepresivos. Los antidepresivos tricíclicos aumentan los niveles de la hormona serotonina y otras sustancias químicas del cerebro.

Medicamentos anticonvulsivo. El ácido valproico es la medicina más utilizada. Su mecanismo de acción es desconocido también.

Antagonistas de la serotonina. Medicamentos como la ciproheptadina y la metisergida disminuyen los efectos de la serotonina.

Riboflavina (vitamina B2). Una deficiencia de riboflavina puede contribuir a los dolores de cabeza recurrentes. Las dosis altas de vitamina B2 (400 miligramos al día) pueden corregir la deficiencia. Tome dosis altas de esta vitamina sólo con supervisión médica.

Medicamentos abortivos

Medicamentos que ayudan a aliviar los síntomas de la migraña:

Sumatriptán. Simula la sustancia química del cerebro, serotonina, desactivando los nervios y contrayendo los vasos sanguíneos dilatados. El sumatriptán viene en pastillas, inyecciones y nebulizaciones nasales. Medicinas similares incluyen naratripán, rizatripán y zolmitriptán.

Vasoconstrictores. Los medicamentos dihidroergotamina y ergotamina influyen sobre los receptores hormonales del cerebro, incluyendo los receptores de la serotonina.

Analgésicos combinados. Contienen una combinación de medicamentos incluyendo acetaminofén.

Lidocaína en gotas nasales. Contiene un anestésico que funciona en los nervios de las vías nasales. Las gotas alivian a menudo el dolor en unos cuantos minutos, pero en un 40 por ciento de los pacientes el dolor regresa.

Los ISRS incluyen:
- citalopram
- fluoxetina
- fluvoxamina
- paroxetina
- sertralina

Los ISRS, sin embargo, pueden causar problemas sexuales hasta en 30 por ciento de los pacientes. Una vez que usted deja de tomar la medicina los problemas generalmente desaparecen.

Otros antidepresivos que funcionan en forma similar a los ISRS, pero que afectan diferentes neurotransmisores incluyen:
- ibupropión
- maprotilina
- mirtazapina
- nefazodona
- trazodona
- venlafaxina

Inhibidores de la monoamino oxidasa. Estos medicamentos generalmente se prescriben sólo si otros antidepresivos no son efectivos. Incluyen:
- fenelzina
- tranilcipromina

Los medicamentos pueden interactuar con ciertos alimentos y otros medicamentos y causar efectos secundarios severos, incluyendo aumento de la presión arterial y de la frecuencia cardíaca, dolor de pecho y dificultad para respirar. Los efectos secundarios menos severos y más frecuentes incluyen mareo o aturdimiento.

Litio y medicamentos que estabilizan el estado de ánimo. Este grupo de medicamentos se utiliza para tratar el trastorno bipolar (enfermedad maníaco-depresiva), que implica ciclos recurrentes de emociones en ambos extremos, regocijo y depresión.

Incluye:
- carbamazepina
- gabapentina
- litio
- valproato

Pérdida del sueño

Un buen sueño puede ayudarlo a enfrentar mejor su dolor renovando su nivel de energía y mejorando su estado de ánimo. Los medicamentos que favorecen el sueño incluyen:

Antidepresivos. La confusión es un efecto secundario frecuente de algunos antidepresivos. Cuando se toman en la noche antes de acostarse, pueden ayudarlo a dormir mejor, además de controlar el dolor y la depresión.

Sedantes. Estos medicamentos favorecen el sueño. Sin embargo, pueden nublar su pensamiento, causarle confusión, alterar su equilibrio y afectar su capacidad para conducir un automóvil. Si se toman regularmente, pueden causar también dependencia o adicción.

Los sedantes de prescripción incluyen:

- alprazolam
- butabarbital sódico
- cordiazepóxido
- clonazepam
- clorazepato
- diazepam
- estazolam
- flurazepam
- lorazepam
- oxazepam
- pentobarbital sódico
- triazolam
- zolpidem

El zolpidem es un nuevo tipo de medicamento para el sueño que induce un sueño más natural y tiene menos probabilidad de adicción que otros sedantes.

Espasmos musculares

Si su dolor se acompaña de espasmos musculares, su médico puede recomendarle un relajante muscular para controlar los espasmos. Sin embargo, tome estos medicamentos sólo ocasionalmente. Cuando se toman regularmente, pueden nublar su pensamiento y dejarlo confuso y mareado.

Los relajantes musculares incluyen los medicamentos de prescripción:

- baclofén
- carisoprodol
- clorzoxazona
- ciclobenzaprina
- metocarbamol
- orfenadrina

Para mayor información sobre los medicamentos, visite Mayo Clinic Health Oasis

Si desea aprender más respecto a algún fármaco que toma, visite nuestro sitio en la Red www.mayoheatlh.org.

Inyecciones

Algunas veces en lugar de tomar pastillas para controlar el dolor, un método más eficaz es inyectar la medicina en o cerca del sitio del dolor. Las inyecciones son más efectivas para el dolor de un nervio, articulación o músculo confinado a un sitio específico. Pueden incluir un anestésico para controlar el dolor, un esteroide para reducir la inflamación o una combinación de los dos.

El beneficio de las inyecciones es que la medicina funciona principalmente en el área inyectada. Sin embargo, su médico necesita administrar las inyecciones, y sus efectos a menudo son temporales. Además, hay un límite en la frecuencia con la que usted puede recibir una inyección, dependiendo de la localización y de la medicina utilizada. El exceso en el uso de esteroides puede producir diversos efectos secundarios, incluyendo pérdida de masa ósea, debilidad muscular, acumulación de grasa alrededor de la cara y aumento del riesgo de cataratas.

Las inyecciones no son una curación, pero pueden ayudar a algunas personas durante el período inicial de dolor intenso o durante una reactivación severa del dolor.

Bloqueos nerviosos

Un bloqueo nervioso implica inyectar un anestésico alrededor de las fibras de un nervio, para evitar que los mensajes del dolor que viajan a lo largo de la vía nerviosa lleguen al cerebro. Los bloqueos nerviosos se utilizan sobre todo para aliviar el dolor durante un período corto, hasta que otros tratamientos o medicinas tienen su efecto. Dependiendo de la respuesta a la inyección, un bloqueo nervioso puede reducir el dolor unos días a varios meses.

Hay tres tipos principales de bloqueos nerviosos:

Periférico. Se inyecta un anestésico en un localización específica, como en un tobillo, para reducir el dolor en esa área.

Espinal. Para el dolor que afecta un área más extensa, como la parte baja de la espalda o una pierna, se inyecta un anestésico cerca de un nervio mayor en la base de la columna para reducir el dolor en todo el trayecto del nervio hasta los dedos de los pies.

Simpático. Algunas formas de dolor crónico, como el síndrome de dolor regional complejo, puede ser resultado de la actividad anormal de su sistema nervioso simpático. Los nervios simpáticos controlan la circulación y la perspiración y son parte de su sistema nervioso autónomo. Para evitar que los mensajes producidos por los nervios simpáticos lleguen al cerebro, puede inyectarse un anestésico cerca del área dolorosa o sobre el nervio simpático.

Autocuidados para el control del dolor

Para el dolor muscular y articular leve a moderado, el frío y el calor pueden ser a menudo tan eficaces como las medicinas, sin los riesgos y costos.

Frío

El hielo disminuye el dolor adormeciendo el área. Funciona mejor en espasmos musculares o hinchazón y dolor articular.

Masaje con hielo. Frote con un bloque de hielo sobre el área durante cinco a siete minutos hasta que se adormezca ligeramente. Vigile los cambios de color de la piel. Si nota que su piel está perdiendo su tono rojo subyacente, deténgase inmediatamente. Podría indicar el inicio de congelación. Si la piel se adormece durante el masaje, termine antes el tratamiento.

Compresas frías. Coloque una toalla húmeda sobre el área dolorosa. Ponga la compresa fría sobre la toalla y cúbrala con toallas secas para aislarlas. No deje la compresa más de 20 minutos en el área. Vigile su piel regularmente en busca de pérdida del color rojo subyacente.

Calor

El calor aumenta el flujo de sangre y nutrientes a los músculos y articulaciones con dolor. También ayuda a mejorar la flexibilidad.

Compresas calientes. Coloque varias toallas sobre el área dolorosa. Ponga la compresa caliente encima. Cubra la compresa con más toallas para aislamiento. Agregue o retire toallas entre la piel y la compresa para variar el calor. Vigile su piel cada 15 minutos. Si ve manchas rojas y blancas, suspenda el tratamiento inmediatamente para evitar una quemadura.

Cojín eléctrico. Coloque una toalla sobre el área dolorosa y ponga el cojín encima. Limite su uso a 30 minutos a la vez. Vigile ocasionalmente la aparición de manchas rojas y blancas.

Lámparas de calor. Use una lámpara de 250 watts. Produce rayos infrarrojos que aumentan la circulación de la sangre. Coloque la lámpara a una distancia de 50 a 60 cm de su piel. Para disminuir la intensidad del calor, aleje más la lámpara. Aplique el calor al área dolorida no más de 30 minutos. Si piensa que puede quedarse dormido, use un reloj despertador o un cronómetro.

Baños y baños de tina calientes. Un baño caliente de 15 minutos puede ser tan eficaz como un baño de tina caliente. No deje que el agua esté tan caliente que pueda quemarse. Si toma un baño de tina caliente, limite su uso a no más de 30 minutos a la vez.

Inyecciones en los puntos gatillo

En este tipo de inyección, la medicina se dirige a un músculo, más que alrededor de un nervio. Dependiendo de la medicina utilizada, las inyecciones en los puntos gatillo pueden disminuir el dolor en el músculo, reducir la inflamación o relajar un músculo que está produciendo espasmos. Una reactivación aguda del dolor o de la inflamación es la razón más frecuente para utilizar estas inyecciones.

La medicina como una muleta

Las medicinas parecen una forma fácil de controlar su dolor, pero a menudo no son la mejor forma. Inclusive las medicinas para el dolor que se consideran seguras pueden tener efectos secundarios. Las medicinas pueden convertirse en una muleta. La gente las toma porque sienten que necesitan hacerlo, no porque estén ayudando. Estas personas a menudo se sorprenden al observar que suspender las medicinas no es tan difícil como pensaban. También encuentran que la vida sin medicinas les da una mayor sensación de control sobre su dolor y su vida.

Si usted toma medicinas para el dolor regularmente, incluyendo productos que se pueden obtener sin receta, discuta sus medicinas, sus beneficios y efectos secundarios con su médico. Usted debe conocer el tipo de medicina que toma, por qué la toma y los posibles efectos de la medicina. Puede estar atribuyendo su fatiga, molestias del estómago o problemas sexuales a su dolor, cuando es la medicina la que está causando estos síntomas.

Si toma un narcótico o alguna otra medicina que forma hábito, pregunte a su médico si sería mejor disminuir gradualmente la medicina. Antes que empiece a disminuirla, pregunte respecto a los efectos secundarios que pueden presentarse, como ansiedad y náusea, y discuta la forma de disminuir estos efectos. Su médico probablemente quiera verlo regularmente durante este período para determinar sus signos vitales y estar seguro que la supresión no precipita otros problemas de salud.

Dependiendo de la severidad de su dolor y del tipo de medicina que usted toma, su objetivo inicial puede ser simplemente cambiar a una medicina más segura o disminuir la cantidad de medicina que toma. Sin embargo, al sentirse más cómodo en su papel para manejar su dolor, puede usted considerar eliminar todas las medicinas para el dolor y confiar en otros métodos para manejar su dolor, incluyendo cambios en su estilo de vida y el uso de frío y calor.

Algunas personas necesitan medicinas para tratar un trastorno específico. Pero usted puede ser de las personas que pueden controlar su dolor igual, o más eficazmente, sin medicinas.

Capítulo 13

Medicina complementaria y alternativa

En su esfuerzo por encontrar alivio de su dolor, es probable que haya intentado, o por lo menos considerado, alguna forma de medicina complementaria o alternativa. Es posible que se le haya aplicado masaje, practicado meditación o yoga, o haya considerado la acupuntura o las medicinas de hierbas.

Y probablemente tenga muchas preguntas. ¿Funcionan estos métodos? ¿Son seguros? ¿Qué es exactamente la medicina complementaria y alternativa?

La medicina complementaria y alternativa cubre una amplia gama de filosofías de curación, métodos y tratamientos que no se enseñan en las escuelas de medicina, que no se utilizan en los hospitales o que no son reembolsados por las compañías de seguros médicos. Aun cuando los dos términos se usan a menudo como sinónimos, no son lo mismo.

El Centro Nacional de Medicina Complementaria y Alternativa, una división de los Institutos Nacionales de Salud, define la medicina alternativa como los tratamientos o métodos de curación usados en lugar de la medicina tradicional. Esto podría incluir visitar a un homeópata o naturópata para su atención médica. La medicina complementaria se refiere a las prácticas médicas no convencionales utilizadas además de los tratamientos recomendados por su médico: por ejemplo, incorporando la biorretroinformación y el Tai Chi a la dieta y el ejercicio.

Las terapias alternativas y complementarias no son nuevas. Algunos las han practicado durante miles de años, pero su uso se ha hecho más popular al buscar los estadounidenses un mayor control de su salud. Dos de las razones más frecuentes por las que la gente usa la medicina alternativa y complementaria son el tratamiento de la ansiedad y del dolor.

¿Significa que funcionan? Varios tratamientos parecen aliviar con seguridad el estrés y reducir el dolor, y gradualmente, muchos de estos tratamientos están ganando aceptación en la medicina. Pero hay muchos productos y prácticas que no se han aprobado porque no han sido estudiados adecuadamente.

Aquí describimos algunos de los tratamientos complementarios y alternativos más frecuentes para el manejo del dolor.

La conexión entre la mente y el cuerpo

Estas prácticas se basan en la interconexión de la mente con el cuerpo, y el poder que tiene uno para afectar al otro. Han mostrado que ayudan a controlar el dolor crónico reduciendo el estrés, la tensión y la depresión, factores que intensifican el dolor. Las terapias de la mente y el cuerpo favorecen también una sensación de bienestar general.

Biorretroinformación

Esta práctica utiliza tecnología para enseñar a controlar ciertas respuestas del cuerpo que ayudan a reducir el dolor. Durante una sesión de biorretroinformación, un terapista entrenado aplica electrodos y otros sensores en varias partes de su cuerpo. Los electrodos se conectan a dispositivos que monitorizan y proporcionan retroinformación de las funciones de su cuerpo, incluyendo la tensión muscular, la actividad de las ondas cerebrales, la frecuencia cardíaca, la presión arterial y la temperatura.

Una vez que los electrodos están en su lugar, el terapista usa técnicas de relajación para tranquilizarlo, reduciendo la tensión muscular y haciendo más lenta la frecuencia cardíaca y la respiración. Usted aprende entonces a producir estos cambios usted mismo. El objetivo de la biorretroinformación es ayudarlo a entrar en un estado de relajación en el cual pueda manejar mejor su dolor.

Las técnicas de biorretroinformación se enseñan a menudo en los departamentos de fisioterapia o de medicina conductual en centros médicos y hospitales.

Terapia del estado de ánimo

La terapia del estado de ánimo se basa en la creencia de que los períodos regulares de risa ayudan a distraer su atención del dolor. La risa es también un tipo de anestésico. Favorece la liberación de sustancias químicas que bloquean los mensajes del dolor. Mediante esta acción, la risa ayuda a reducir el dolor.

La terapia del estado de ánimo implica pasar unos minutos diariamente riendo. Puede usted ver una película divertida, llamar a un amigo que lo hace reír, contar chistes con sus vecinos o compañeros de trabajo o visitar un club de comedia.

La terapia del humor puede ayudar también a aumentar la flexibilidad muscular y disminuir la presión arterial.

Hipnosis

La gente ha estado utilizando hipnosis para favorecer la curación desde los tiempos antiguos. Sin embargo, en los últimos 50 años ha experimentado un resurgimiento entre los médicos, psicólogos y profesionales de la salud mental.

La hipnosis produce un estado de relajación en el cual la mente se enfoca y queda dispuesta para la sugestión. Nadie sabe cómo funciona la hipnosis, pero los expertos creen que modifica sus patrones de ondas cerebrales más o menos en la misma forma que otras técnicas de relajación.

Para el tratamiento del dolor crónico, usted recibe sugestiones diseñadas para ayudarlo a disminuir su percepción del dolor y aumentar su capacidad para manejarlo. A diferencia de situaciones algunas veces proyectadas en películas y en la TV, usted no puede ser forzado bajo hipnosis a hacer algo que normalmente no quiere hacer.

El éxito de la hipnosis depende de su comprensión del procedimiento y su voluntad para intentarlo. Necesita estar fuertemente motivado para cambiar. Aproximadamente 80 por ciento de los adultos puede ser hipnotizado por un profesional entrenado. La gente que no quiere sentirse fuera de control, a menudo no puede. Los psiquiatras y los psicólogos practican ocasionalmente la hipnosis. Usted puede aceptar la hipnosis de un hipnotizador profesional. Algunas personas desarrollan eventualmente las habilidades para hipnotizarse a sí mismas. Una vez que está usted entrenado en la autohipnosis, puede usar esta técnica, cuando sea necesaria, para manejar su dolor.

Meditación

La meditación es una forma de calmar su mente y su cuerpo. Tiene su origen en varias religiones y tradiciones culturales.

Durante la meditación usted se sienta tranquilamente y se enfoca en nada o en un "mantra", un sonido simple repetido una y otra vez. Esto hace que entre en un estado de reposo profundo que reduce la respuesta de su cuerpo al estrés. Su respiración se hace más lenta, sus músculos se relajan y su actividad cerebral indica un estado de relajación.

La meditación regular puede ayudar a reducir la ansiedad y el dolor crónico. Puede disminuir también la presión arterial y posiblemente aumentar la longevidad.

Aunque la meditación suena sencilla, aprender a controlar sus pensamientos no es tan fácil como puede parecer. Sin embargo, mientras más la practique, menos difícil es mantener su concentración sin que su mente esté errante.

Puede usted aprender meditación con un instructor entrenado o con un psiquiatra o algún otro profesional de salud mental. Algunas veces la meditación se utiliza con la biorretroinformación para ayudar a la relajación.

Terapia de música, baile y arte

Estas terapias reducen el estrés y la ansiedad. También ayudan a promover la autoconfianza y el bienestar personal, y pueden reducir los síntomas de depresión.

Como otras formas de relajación, el baile artístico, la expresión del arte y tocar o escuchar música ayuda a reducir el dolor aliviando la tensión muscular y haciendo más lenta la respiración.

Varias organizaciones nacionales promueven el uso de la música, el baile y el arte para la salud y la curación. Estas organizaciones tienen capítulos en todo Estados Unidos (vea páginas 167 y 168 para los detalles). Además, algunos centros médicos ofrecen programas de terapia con música, baile o arte.

Yoga

El yoga es una práctica con 5 000 años de antigüedad que incorpora una respiración, movimientos y postura apropiados para alcanzar la unión de la mente, el cuerpo y el espíritu. Implica completar una serie de posturas, durante las cuales pone especial atención a su respiración- exhalación durante ciertos movimientos e inhalando con otros.

Una cantidad considerable de investigación sobre el yoga muestra que puede ayudar a controlar el dolor aliviando el estrés y la ansiedad. También reduce la frecuencia cardíaca y hace más lenta la respiración. Los estudios muestran que ha ayudado inclusive a algunas personas a dejar de fumar.

Para ser eficaz, el yoga requiere entrenamiento y práctica regular. Puede usted encontrar instructores calificados en las escuelas de yoga. Puede también aprender lo relativo al yoga en libros y videotapes. Dependiendo de su tipo de dolor, puede necesitar modificar o evitar algunas de las posturas del yoga para prevenir el estrés excesivo a sus músculos y articulaciones.

Curación mediante manipulación y tacto

Estas terapias y prácticas están diseñadas a promover la curación y aliviar el dolor manipulando los tejidos del cuerpo. Se basan en la creencia de que cuando una parte de su cuerpo no funciona adecuadamente, se afectan también otras áreas.

Aromaterapia

Esta forma antigua de curar utiliza aceites esenciales derivados de extractos de plantas y resinas para promover la salud y la belleza. Los que la practican creen que estos aceites pueden ayudar a tratar varios trastornos, incluyendo el dolor crónico, cuando se aplican con masajes en la piel o se inhalan.

Por lo menos se utilizan 40 aceites en la aromaterapia, clasificados de acuerdo a sus efectos sobre la mente, el cuerpo y enfermedades específicas.

Los expertos médicos reconocen que el masaje terapéutico puede ayudar a reducir el dolor y la rigidez muscular y favorecen la relajación. Sin embargo, se requieren más estudios para determinar si los aceites utilizados en la aromaterapia proporcionan algún beneficio para la salud.

Quiropráctica

La medicina quiropráctica es tal vez la terapia alternativa más utilizada en Estados Unidos. Se basa en la creencia de que ciertas enfermedades y trastornos, incluyendo el dolor crónico, son resultado de la alteración del sistema nervioso, debido a problemas en las articulaciones. Para aliviar o eliminar los efectos negativos sobre los nervios, los quiroprácticos manipulan las articulaciones asociadas, estirándolas ligeramente o "ajustándolas".

Hay dos tipos de quiroprácticos. Los que se basan únicamente en las prácticas tradicionales quiroprácticas llamados practicantes "directos". Los quiroprácticos que combinan las técnicas quiroprácticas convencionales con otras terapias, como el ejercicio, la acupuntura o los complementos dietéticos y de hierbas, son conocidos como "mixtos".

La eficacia de la terapia quiropráctica es controversial. El dolor de espalda es la razón más frecuente por la que la gente acude con un quiropráctico, y los estudios indican que para algunos tipos de dolor bajo de espalda, especialmente el dolor agudo, la terapia quiropráctica puede ser eficaz.

Masaje

El masaje es uno de los métodos más antiguos de cuidados de la salud todavía en práctica. Implica el uso de diferentes técnicas de manipulación para mover los músculos y tejidos blandos de su cuerpo. Un terapista de masaje usa principalmente sus manos para manipular músculos y tejidos, pero algunas veces un terapista puede usar sus antebrazos, codos o pies.

La terapia de masaje se basa en la creencia de que cuando los músculos han trabajado en exceso, pueden acumularse productos de desecho en el músculo, causando dolor y rigidez. La terapia tiene el objeto de mejorar la circulación en el músculo, aumentando el flujo de nutrientes y eliminando los productos de desecho.

El masaje puede disminuir al frecuencia cardíaca, relajar los músculos, mejorar el rango de movimiento de las articulaciones y aumentar la producción de los calmantes naturales del dolor. A menudo alivia el estrés y la ansiedad. También puede ayudar a aliviar los dolores de cabeza y disminuir la presión arterial. Aun cuando el masaje es casi siempre seguro, evítelo si tiene heridas, inflamación aguda o problemas circulatorios.

Terapias de "movimiento"

Varias terapias no tradicionales, como los métodos Feldekrais y Trager, se centran en la filosofía de que con el tiempo la gente empieza a mover y mantener su cuerpo en formas disfuncionales. Los músculos más débiles terminan haciendo el trabajo de los músculos más fuertes, causando estrés y tensión.

Un instructor lo lleva a través de una serie de movimientos específicos diseñados para enseñarle a usar sus músculos y articulaciones más cómoda y eficientemente. Los movimientos también le ayudan a encontrar un mayor placer y facilidad en su cuerpo.

Los que lo practican afirman que estos tratamientos pueden ayudar a controlar el dolor y promueven una sensación de bienestar general. Aun cuando parecen seguros, sus beneficios no están científicamente comprobados.

Osteopatía

La osteopatía es una disciplina médica reconocida que tiene mucho en común con la medicina convencional. En forma similar a los médicos tradicionales, los médicos osteópatas tienen un entrenamiento riguroso y prolongado en ambientes académicos y clínicos. Tienen licencia para practicar muchas de las mismas terapias y procedimientos de los médicos tradicionales, incluyendo cirugía y prescribiendo medicinas. También pueden especializarse en varias formas de medicina, desde la ginecología hasta la cardiología.

Un área en que la osteopatía difiere de la medicina convencional es que se basa en la manipulación para manejar problemas articulares y vertebrales. Semejante en este respecto a un quiropráctico, un osteópata practica manipulaciones para tratar de liberar la presión de las articulaciones y alinear la estructura musculoesquelética para mejorar el movimiento y el flujo de los fluidos corporales. Sin embargo, algunos osteópatas no se basan tanto en la manipulación como otros.

Igual que en la medicina quiropráctica, la eficacia de la manipulación para mejorar la movilidad y aliviar el color es controversial. Sin embargo, muchos estudios apoyan las técnicas osteópatas para muchos trastornos articulares y musculares.

Masaje profundo

Esta terapia utiliza el masaje profundo para alinear su cuerpo en tal forma que sus componentes queden en posición correcta.

La teoría del masaje profundo es que la lesión o el estrés hace que los tejidos se adhieran en forma no saludable, interfiriendo con los movimientos naturales del cuerpo y produciendo síntomas como fatiga y dolor. Para restablecer una alineación natural, se aplica presión profunda en un intento por estirar los tejidos y ayudar a reposicionar los músculos y articulaciones.

No hay estudios científicos que comprueben los beneficios del masaje profundo. Puede ayudar a reducir el estrés y la tensión. Sin embargo, algunas personas encuentran doloroso el procedimiento.

Cómo restaurar las fuerzas naturales de energía

Varias medicinas complementarias y alternativas están basadas en la creencia de que las fuerzas internas y externas de la energía desempeñan un papel en la salud y en la curación. Los estudios muestran que algunas de estas terapias pueden ayudar a reducir el dolor crónico. Para otros, hay poca evidencia, si es que hay alguna, que compruebe sus beneficios.

Acupresión

La acupresión, como la acupuntura, tiene sus orígenes en la creencia china de que inmediatamente por debajo de la piel se encuentran 14 vías invisibles, llamadas meridianos. A través de estas vías fluye el chi, palabra china para la "fuerza de la vida". Cuando el flujo de chi se interrumpe, resulta la enfermedad.

Durante la acupresión, el que la practica aplica presión con su dedo en puntos específicos de su cuerpo para restablecer el flujo libre de chi y aliviar síntomas como el dolor y el estrés.

La investigación de los beneficios de la acupresión no es concluyente. Mucha gente que cree que recibe beneficios del procedimiento encuentra esta terapia relajante y reconfortante.

Acupuntura

La acupuntura es una de las prácticas médicas no convencionales más estudiadas, y está ganando aceptación lentamente en la medicina occidental para el tratamiento de ciertos trastornos. Una declaración de consenso sobre la acupuntura publicada en 1998 por los Institutos

Nacionales de Salud afirma que no hay suficientes evidencias para probar que la acupuntura ayuda a aliviar el dolor postoperatorio dental y la náusea causada por la quimioterapia, la anestesia o el embarazo. El informe concluye también que la acupuntura puede ayudar a controlar el dolor asociado a problemas de la espalda baja, migraña, osteoartritis, fibromialgia y síndrome del túnel del carpo.

Durante una sesión típica de acupuntura, un acupunturista inserta de una a 10 agujas en su piel durante 15 a 40 minutos. El propósito de las agujas es remover el bloqueo de los meridianos y favorecer el flujo libre de chi. El acupunturista puede también manipular las agujas o aplicar estimulación eléctrica o calor a las agujas. Sólo debe haber un poco de dolor por la inserción de las agujas. Algunas personas encuentran inclusive el procedimiento relajante.

Los efectos adversos de la acupuntura son raros, pero pueden ocurrir. Asegúrese que su acupunturista está entrenado y sigue las buenas prácticas de higiene, incluyendo el uso de agujas desechables.

Terapia magnética

La mayoría de las pretensiones relativas al poder de curación de los imanes proviene de los fabricantes de productos que contienen imanes, como en cubiertas para los brazos y piernas, cinturones, colchones y plantillas. El fabricante afirma que los productos pueden aliviar diversos problemas de salud, incluyendo el dolor crónico, estimulando el campo eléctrico natural del cuerpo.

Aun cuando la investigación puede encontrar algún día que la terapia magnética es benéfica, hasta ahora no hay evidencia científica de que los imanes utilizados en esta forma proporcionen algún beneficio para la salud. Algunos expertos creen que el uso inapropiado de imanes puede producir problemas de salud.

Unos cuantos investigadores médicos están explorando el uso de imanes como tratamiento de algunas formas de dolor crónico. Los reportes iniciales sugieren algunos posibles beneficios, pero se requieren más estudios. La investigación involucra también imanes diferentes, más potentes, no los imanes comunes de los refrigeradores que se venden en las tiendas o que se encuentran en algunos productos.

Tai Chi

Tai Chi es una forma de arte marcial desarrollada en China hace más de 1 000 años. No utilizada ya contra los enemigos, se está convirtiendo en un método cada vez más popular para fortalecer los músculos, mejorar la flexibilidad de las articulaciones y reducir el estrés.

Implica movimientos circulares deliberados suaves, combinados con respiración profunda. Al concentrarse en los movimientos de su cuerpo, desarrolla usted una sensación de tranquilidad. Se ha descrito algunas veces al Tai Chi como una "meditación en movimiento". Similar a otras formas de medicina china, está diseñada para favorecer los flujos de chi necesarios para la salud.

La mayoría de la investigación sobre el Tai Chi ha explorado su capacidad para mejorar el equilibrio y disminuir el riesgo de caídas. Sin embargo, la gente refiere también que ayuda a disminuir el dolor crónico reduciendo el estrés y la tensión.

Puede aprender Tai Chi con algún instructor entrenado. También se imparten clases en algunos centros médicos y de acondicionamiento físico.

Tacto terapéutico

El tacto terapéutico está estrechamente relacionado con el concepto religioso de aplicar las manos, con la creencia de que el poder de curación fluye del que cura hacia el paciente. Sin embargo, el tacto terapéutico no está basado en un concepto religioso. Más bien deriva de la idea de que el cuerpo es su propia forma de energía, rodeado por un campo de energía. La enfermedad se presenta cuando hay alteraciones del campo de energía circundante.

Los que practican el tacto terapéutico intentan deshacerse de estas alteraciones moviendo sus manos una y otra vez por su cuerpo. También creen que transfiriendo la energía de sus manos a su cuerpo, se puede favorecer la curación y reducir el dolor, el estrés y la ansiedad.

Se requieren más estudios para determinar si el tacto terapéutico tiene algún beneficio sobre la salud.

TENS

La estimulación eléctrica nerviosa transcutánea (TENS) es recetada por un médico. Tiene el propósito de aliviar el dolor impidiendo que las señales del dolor lleguen al cerebro. La TENS es segura y generalmente indolora, pero no siempre eficaz.

Se aplican pequeños electrodos en su piel, cerca del área del dolor. Los electrodos están conectados con un estimulador portátil pequeño que usted lleva. El estimulador aplica pequeños impulsos eléctricos a través de los electrodos a las vías nerviosas cercanas. Usted prende y apaga la unidad de TENS según sea necesario para controlar el dolor.

No se sabe exactamente la forma en que los impulsos pueden aliviar el dolor. Una teoría es que estimulan la producción de endorfinas, los calmantes naturales del cuerpo.

La TENS generalmente funciona mejor para el dolor agudo asociado a compresión de un nervio. Tiene menos éxito con el dolor crónico, aunque algunas personas se benefician. Con mayor frecuencia se utiliza en combinación con otros tratamientos, incluyendo ejercicio.

Un procedimiento similar y más nuevo en estudio, llamado estimulación eléctrica nerviosa percutánea (PENS), implica usar agujas semejantes a la acupuntura en lugar de electrodos para transmitir corriente eléctrica a los nervios.

Medicina homeopática y naturopática

Estas prácticas de cuidados de la salud no involucran el uso de medicinas o cirugía tradicional. En su lugar, intentan curar y prevenir la enfermedad a través de diferentes caminos.

Medicina homeopática

La medicina homeopática utiliza preparaciones sumamente diluidas de sustancias naturales, típicamente plantas y minerales, para tratar síntomas de enfermedad. La homeopatía se basa en la "ley de similares". Los que la practican creen que si una dosis alta de una sustancia hace que se desarrollen ciertos síntomas cuando está sano, una dosis pequeña de la misma sustancia puede tratar enfermedades que producen los mismos síntomas.

Trabajando con una lista de casi 2 000 sustancias, un homeópata selecciona el remedio más apropiado para su conjunto particular de síntomas.

Generalmente usted toma sólo una "medicina" a la vez, hasta que encuentra una que alivia sus síntomas.

Trastornos crónicos y ocasionales como artritis, asma, alergias, resfriados e influenza son las principales razones por las que la gente usa medicina homeopática. Sin embargo, algunos homeópatas creen que sus remedios pueden curar todas las enfermedades.

La investigación científica no puede explicar la forma en que funcionan las medicinas homeopáticas, y debido a que la mayoría está tan diluida, muchos científicos modernos son escépticos respecto a su eficacia.

No se requiere entrenamiento médico tradicional para practicar la homeopatía. Sin embargo, algunos homeópatas son médicos, u otros tipos de profesionales de la salud con licencia, como quiroprácticos, enfermeras o farmacéuticos. La regulación y licencia de los que practican la homeopatía varía entre los estados.

Medicina naturopática

Esta forma de medicina integra tratamientos naturales, incluyendo acupuntura, terapia de manipulación, hierbas y terapia nutricional con

Remedios dietéticos y de hierbas

Como cualquiera que haya recorrido una tienda de alimentos para la salud puede atestiguar, la profusión de complementos dietéticos y remedios de hierbas es casi abrumadora. Literalmente miles de productos llenan los anaqueles, pregonando toda clase de pretensiones. Dos productos intensamente comercializados para el alivio del dolor –especialmente el dolor artrítico– son:

Dimetil sulfóxido. El dimetil sulfóxido (DMSO) es un solvente industrial similar a la trementina. Algunas personas creen que cuando se frota en la piel puede reducir la hinchazón y el dolor.

Más de 20 años de investigación médica ha tenido resultados conflictivos respecto a su eficacia. Los médicos generalmente no recomiendan el producto para alivio del dolor. El DMSO industrial (vendido en ferreterías) puede tener contaminantes venenosos.

Glucosamina y condroitín sulfato. Estas sustancias pretenden reducir el dolor reparando el cartílago dañado de las articulaciones. Encontrados naturalmente en el cuerpo, la glucosamina es incorporada en sustancias que confieren al cartílago su resistencia y rigidez, y el condroitín ayuda al cartílago a atraer y retener agua.

La evidencia preliminar sugiere que los complementos de glucosamina y el condroitín sulfato pueden mantener el cartílago y estimular el crecimiento de cartílago nuevo. Pero muchos expertos creen que se requieren estudios grandes para determinar si estos complementos ofrecen beneficios seguros y duraderos.

A diferencia de los medicamentos que usted recibe de su médico, la Administración de Alimentos y Medicamentos no regula la eficacia de los productos dietéticos y de hierbas. Las normas respecto a la seguridad de estos productos son diferentes también. Con las medicinas de prescripción, el fabricante debe probar que los beneficios de la medicina superan cualquier preocupación de seguridad antes que se apruebe la medicina para su venta. Sin embargo, se supone que los suplementos dietéticos y de hierbas son seguros hasta que no se demuestre lo contrario. Sólo cuando se encuentra que un suplemento no es seguro, es retirado del mercado. Además, debido a que estos productos no pasan los mismos procedimientos de seguridad, pueden contener sustancias tóxicas que pueden no estar en la etiqueta.

El mejor consejo es hablar con su médico antes de tomar algún producto dietético o de hierbas.

las ciencias diagnósticas modernas y los estándares de los cuidados. En lugar de utilizar medicinas tradicionales o cirugía para tratar las enfermedades, los médicos naturopáticos confían en los métodos dirigidos a fortalecer la capacidad natural del cuerpo para curar.

Para certificarse, los médicos naturopáticos tienen cuatro años de entrenamiento médico. Sin embargo, su entrenamiento es sustancialmente diferente de la medicina tradicional.

Los médicos naturopáticos afirman que pueden tratar la misma gama de trastornos que los médicos convencionales. Sin embargo, estas afirmaciones no han sido probadas científicamente.

Cómo abordar las terapias no tradicionales

Si usted está considerando utilizar un tratamiento complementario o alternativo, práctica o producto –o ya lo ha hecho– el Centro Nacional de Medicina Complementaria y Alternativa recomienda los siguientes pasos:

Investigar la seguridad y eficacia del producto o del tratamiento. Los beneficios que usted recibe del tratamiento deben ser mayores que los riesgos. Para encontrar mayor información de un producto o de un tratamiento, puede solicitarla al Centro Nacional de Medicina Complementaria y Alternativa o visitar nuestro sitio en Internet (vea página 169). También puede buscar literatura científica sobre el producto o sobre el tratamiento en una librería pública o universitaria, o a través de Internet.

Determinar la experiencia del que la practica o del proveedor. Si usted acude a un practicante con licencia, verifique en los consejos médicos locales y estatales la información respecto a las credenciales de la persona y si se han archivado algunas quejas en su contra. Si está usted comprando un producto de un proveedor, verifique con su comité local o estatal para saber si se han registrado algunas quejas contra la compañía representada.

Calcule el costo total del tratamiento. Debido a que muchos métodos complementarios y alternativos no son cubiertos por los seguros médicos, es importante que sepa usted exactamente cuánto le costará el tratamiento.

Hable con su médico. Su médico puede ayudarlo a determinar si el tratamiento puede ser benéfico y si es seguro. Algunos productos o tratamientos complementarios y alternativos pueden interferir con medicinas que toma, o pueden afectar negativamente otros trastornos de salud que puede tener.

No sustituya un tratamiento comprobado por uno no comprobado. Si se ha comprobado que la medicina y otros tratamientos recomendados por su médico pueden ayudar a su trastorno, no reemplace estos tratamientos con productos alternativos, prácticas o tratamientos que no han comprobado su eficacia.

Capítulo 14

Centros y clínicas para el dolor

Algunas veces los cambios mayores de la vida requieren una guía personal. Si usted siente que podría beneficiarse de un cuidado más individualizado, considere visitar una instalación que se especializa en el manejo del dolor. Ahí puede usted beneficiarse con los conocimientos de los profesionales que manejan el dolor crónico diariamente.

Sin embargo, es una buena idea hacer un poco de investigación antes de hacer una cita. Virtualmente cualquier profesional de la salud puede poner un rótulo con letras grandes que diga "Centro para el dolor" o "Clínica para el dolor". Asegúrese que los profesionales a los que usted acude son de confiar y que los servicios que proporcionan son los que usted realmente necesita.

Tipos de programas para el dolor

Seleccionar un centro o una clínica para el dolor significa a menudo decidir entre un enfoque especializado o integral para manejar el dolor. Los programas especializados se enfocan típicamente en un método específico para tratar su dolor. Este método varía de acuerdo a las instalaciones y a las calificaciones del personal. Algunos programas especializados enfatizan el uso de medicinas para el dolor. Otros se enfocan en fisioterapia o terapias alternativas.

Si usted conoce la causa específica de su dolor, un programa especializado puede ser benéfico. Sin embargo, para la mayoría de la gente con dolor crónico un enfoque integral para el manejo del dolor es a menudo el más eficaz. Un enfoque integral es la filosofía de la Clínica Mayo para el manejo del dolor, y el formato en que se basa este libro.

Los programas integrales se basan en la creencia de que el dolor crónico afecta muchos aspectos de su vida, y por lo tanto, requiere un amplio enfoque de tratamiento. Estos programas exploran varias formas para ayudarlo a controlar su dolor. En el proceso, lo ayudan también a identificar factores de su vida que pueden estar contribuyendo a su dolor, o haciendo más difícil su manejo. A menudo, pero no siempre, un programa integral para el dolor se asocia a las escuelas de medicina o a los grandes centros médicos.

En la Clínica Mayo, los especialistas del dolor integran cambios conductuales y del estilo de vida con la terapia física y ocupacional, y el uso selectivo de medicinas o inyecciones. Dependiendo de la localización o de la causa de su dolor, otros tratamientos, como la biorretroinformación o TENS, también pueden incorporarse en su plan de tratamiento.

La investigación sobre los programas integrales del dolor es positiva. Muestra que la gente que toma parte en un programa integral generalmente obtiene más alivio de su dolor y tiene mejores perspectivas de la vida que la gente que recibe una forma única de tratamiento o ninguna. La gente que se encuentra en programas integrales tiene también el doble de probabilidad de regresar al trabajo, menor necesidad de visitar a sus médicos o a otros profesionales de los cuidados de la salud, y mantienen su progreso durante largos períodos.

El equipo del dolor

El personal que forma los programas integrales para el dolor varía. Pero la mayoría de los programas incluyen algunos o todos estos profesionales claves:

Médicos

Típicamente, un médico con entrenamiento extenso en el área del dolor crónico encabeza el equipo, proporcionando coordinación y dirección. Puede ser un médico familiar o un médico entrenado en una de varias especialidades médicas, como neurología, psiquiatría, anestesiología o fisiatría (medicina física y rehabilitación). Sólo uno o un grupo de médicos puede trabajar en un centro o en una clínica.

Psicólogos

Los psicólogos ayudan a clasificar y manejar los aspectos conductuales y emocionales que acompañan al dolor crónico, como la depresión, el enojo y el temor. También ayudan a señalar aspectos que pueden estar contribuyendo a su dolor, como las relaciones tensas con familiares o el estrés en el trabajo.

Además, los psicólogos enseñan habilidades importantes como técnicas de reducción del estrés y de relajación.

Enfermeras

Las enfermeras ayudan a monitorizar el uso de la medicinas o su descontinuación. Proporcionan información sobre los tratamientos y monitorizan su progreso. En muchos programas, las enfermeras actúan "manejando el caso", sirviendo como defensoras para usted y su familia y actuando como intermediarias con otros profesionales del equipo. Una enfermera puede ser el miembro del equipo con el que usted interactúa con mayor frecuencia.

Terapistas físicos y ocupacionales

Los terapistas son vitales para la tarea de reconstruir la fuerza, la resistencia y la confianza en su capacidad para funcionar en el "mundo real".

Los terapistas físicos hacen esto a través de instrucción individualizada de un programa completo de condicionamiento. Los terapistas ocupacionales refuerzan su independencia enfocando o aumentado su competencia en tareas específicas diarias. La instrucción adecuada de la mecánica del cuerpo y el autocuidado de los músculos adoloridos y de las articulaciones rígidas son también objetivos de la terapia física y ocupacional.

Otros

Otros profesionales que pueden formar parte del equipo del dolor incluyen:

- Una dietista para ayudarlo a comer más nutritivamente y controlar su peso
- Una trabajadora social para ayudarlo en problemas económicos, del trabajo, educativos o familiares
- Un consejero vocacional para ayudarlo a desarrollar las habilidades necesarias para regresar al trabajo o para mantener su trabajo
- Un capellán para asistirlo en los aspectos religiosos y familiares

Qué esperar

No todos los programas integrales para el dolor operan exactamente igual, pero su enfoque a menudo es bastante similar.

Una vez que ha sido admitido, se le hará una evaluación completa. Esto puede incluir que el personal revise su estado físico y psicológico, el uso de medicinas, su situación en el trabajo y sus relaciones familiares. La evaluación ayuda al personal a diseñar un plan de tratamiento y objetivos personales para manejar sus problemas específicos. Estos objetivos podrían incluir ayudarlo a dejar las medicinas, regresar al trabajo, ser más activo físicamente o aprender a relajarse. En algunos programas, el tratamiento y la atención que usted recibe son intensivos. Usted pasa la mayor parte del día en el centro por dos a cuatro semanas. Durante este tiempo usted trabaja con los terapistas físicos y ocupacionales y pasa tiempo en sesiones de grupo discutiendo muchos de los aspectos del estilo de vida descritos en este libro. También se reúne diariamente con el que maneja su caso para discutir su progreso y las áreas que siguen siendo difíciles para usted.

En otros programas el horario es más relajado. Usted se reúne sólo unas horas cada semana durante varias semanas.

Cómo localizar un centro para el dolor

Para encontrar un programa confiable para el dolor que se adapte a sus necesidades, hable con su médico. Algunos programas requieren un carta de referencia de su médico y una copia de su expediente.

Si tiene una escuela de medicina cercana, vea si opera un centro o clínica del color. O si asiste a un grupo de apoyo, puede preguntar los miembros del grupo si han estado en una clínica para el dolor y escuche lo que tienen que decir respecto al programa.

Puede usted también recibir una lista de centros para el dolor aprobados por la Comisión de Acreditación de Instalaciones de Rehabilitación, la organización que certifica los centros de rehabilitación del dolor. Otras organizaciones que usted puede contactar para referencias incluyen la Sociedad Americana del Dolor o la Academia Americana de Medicina del Dolor. Las direcciones y teléfonos de estas organizaciones se encuentran en las páginas 167 y 168.

Qué buscar

Los centros y clínicas para el dolor abundan. Pero debido a que el personal varía en sus calificaciones y preferencias, considere estos factores cuando valore sus opciones.

¿Hospitalización o ambulatorio?

Cuando selecciona un programa integral para el dolor puede usted necesitar tomar en cuenta si quiere ingresar en el programa como un paciente ambulatorio o como un paciente internado (permaneciendo en las instalaciones todo el curso de su tratamiento). Ambos enfoques tienen ventajas y desventajas inherentes.

El enfoque permaneciendo internado puede ser benéfico porque usted está con los miembros del personal que pueden constantemente mantener vigilancia de sus comportamientos negativos del dolor y ayudarlo a trabajar en ellos en una forma constructiva. El apoyo extra en una clínica estando internado puede ser ventajosa si usted necesita disminuir gradualmente medicinas adictivas.

Sin embargo, estos programas intensivos de 24 horas diarias estando internado generalmente son más costosos que los programas ambulatorios.

Un centro para el dolor ambulatorio proporciona la mayoría o todos los servicios de un programa estando internado. Pero usted está en el centro sólo durante el día, pasa las noches y fines de semana en casa o en algún otro sitio.

La ventaja de los programas ambulatorios es que el costo generalmente es menor. También le dejan tiempo para estar con su familia o en el trabajo. Sin embargo, los programas ambulatorios a menudo se prolongan más que los programas de internación. Y si usted no vive cerca del lugar, puede necesitar pagar para pasar la noche durante toda la duración de su estancia.

Algunas veces, la gente con adicción a una medicina para el dolor empieza internándose y luego pasa a un programa ambulatorio para continuar el tratamiento.

¿Cuáles son sus objetivos? ¿Está el programa enfocado simplemente en aliviar su dolor, o incluye servicios para ayudarlo a determinar la causa del dolor o problemas personales que pueden estar asociados a su dolor?

¿Cuáles métodos recomienda? Sea particularmente cuidadoso en valorar los programas que recomiendan el uso a largo plazo de medicinas potencialmente adictivas, como narcóticos, o que rutinariamente incluyen cirugía o se basan en terapias no probadas, como homeopatía o complementos de hierbas.

¿Es agradable el personal y está dispuesto a escuchar? Es importante que usted se sienta cómodo con los que lo rodean. Los miembros del personal deben estar interesados en usted y su problema, y emplear el tiempo necesario para escuchar sus preocupaciones.

¿Está el programa acreditado o certificado? No se requiere que los centros o clínicas para el dolor estén acreditados o certificados para operar. Sin embargo, algunos estados requieren acreditación para recibir reembolso del seguro. La certificación ayuda también a asegurar que el programa cumple con los requisitos básicos de los cuidados médicos apropiados.

¿Tiene una buena tasa de éxito? Pregunte cuál es la tasa de éxito del programa. Ningún programa puede ofrecer un 100 por ciento de éxito. Sin embargo, en general aproximadamente la mitad de la gente que visita centros con programas integrales para el dolor puede regresar a trabajar.

¿Incluye servicios de seguimiento? Si usted necesita cuidados adicionales una vez que ha completado su tratamiento, debe tener un número telefónico al que puede llamar o una persona a la que puede contactar. Evite programas que no ofrecen cuidados de seguimiento.

¿Cuál es el costo? El costo es siempre una preocupación. Asegúrese que conoce el costo aproximado anticipadamente. Verifique con su compañía de seguros para ver cuáles gastos cubre. Algunas compañías de seguros cubren el tratamiento proporcionado por programas integrales para el dolor, otras no. Dependiendo del tipo de tratamiento ofrecido, los servicios asociados a instalaciones especializadas para el dolor pueden o no estar cubiertos.

Su papel

Los centros y clínicas para el dolor son similares a los beneficios de este libro. Puede usted obtener del programa únicamente lo que está dispuesto a asimilar. Si no está dispuesto a aprender nuevas habilidades y continúa con una actitud negativa, el programa puede ayudarle muy poco. Pero si llega al programa con una actitud positiva y expectativas reales, puede terminar con una mejor comprensión de lo que necesita para manejar su dolor, y confianza en su capacidad para llevarlo a cabo.

Capítulo 15

Cómo mantener el control

A través de este libro usted ha leído acerca de las formas que ayudan a disminuir su dolor y mejorar su calidad de vida. Tal vez ha empezado a incorporar estos cambios en su rutina diaria. Pero se preocupa por lo que puede suceder semanas o meses después. ¿Cómo mantener el progreso que está logrando? ¿Qué pasará cuando tenga un "día difícil"?

Indudablemente que tendrá días difíciles. Y puede haber tiempos en que se sorprenda a usted mismo regresando a viejos hábitos. Nadie es perfecto. Sin embargo, puede disminuir los efectos de estos retrocesos ocasionales desarrollando estrategias que lo ayuden a mantenerse en una vida activa y gratificante.

10 formas para mantener sus logros

El mejor consejo para seguir controlando su dolor es usar regularmente las estrategias para manejar el dolor descritas en este libro, como el ejercicio, la moderación y la relajación. Mientras más las utilice, más benéficas serán.

Para mantener su progreso y evitar recaídas:

1. Siga buscando sus objetivos

Seleccione sus áreas de mayor preocupación, luego establezca algunos objetivos específicos, reales y medibles para ayudarlo a manejar estos aspectos. Usted podría estar preocupado, por ejemplo, de volver a sus viejos comportamientos del dolor, como gemir, quejarse o cojear. O puede ser que esté preocupado respecto a mantener su programa de ejercicio.

Haga una lista de verificación, y ponga una X en cada objetivo alcanzado. Para ayudar a fortalecer su motivación, pida a un familiar o a un amigo que revise periódicamente su lista de verificación.

2. Monitoree su progreso

Ver los logros que ha hecho puede motivarlo a continuar sus metas. Use gráficas o alguna otra forma de ilustrar su progreso.

3. Haga un contrato consigo mismo

Algunas personas encuentran que hacer un compromiso personal para mejorar su vida y manejar su dolor los ayuda a seguir sus planes. Más que solo una meta, este contrato se vuelve una promesa asociada a otros acuerdos que usted ha hecho durante su vida.

4. Planee su día

Cuando planea específicamente el tiempo para algo –como el ejercicio o ir al cine– tiene más probabilidad de hacerlo. Use también listas de lo que debe hacer o notas en un calendario que le recuerden sus prioridades.

5. Mantenga un ambiente saludable

Revise su casa y deshágase de lo que pudiera atraerlo otra vez a los hábitos no saludables. Por ejemplo, ¿Está su cama todavía en la sala para evitar subir las escaleras para llegar a la recámara? ¿Están las cortinas corridas para mantener sus habitaciones oscuras? Haga que su casa se sienta como un hogar, no un hospital o una funeraria. Cuando revise su casa, quiere usted encontrar la evidencia de una persona que lleva una vida feliz y activa.

6. Busque y acepte apoyo

Aceptar ayuda de otros no es un signo de debilidad, ni significa que está fracasando. Usted necesita apoyo de otros para mantenerse en el camino y que lo ayuden cuando tenga días difíciles. Además del apoyo de familiares y amigos, considere unirse a un grupo de apoyo del dolor crónico. Estos grupos se discuten más en la página 155.

7. Trabaje con su médico
Su médico puede ser uno de sus mayores defensores. Mantenga a su médico al día de su progreso y los obstáculos que pueda encontrar. El puede a menudo ayudarlo a superar estos obstáculos.

8. Siga siendo positivo
Haga una lista de todos las afirmaciones positivas respecto a usted y dígalas a usted mismo cuando se siente desanimado o en peligro de regresar a alguno de sus viejos patrones de comportamiento no saludable.

Si tiene una recaída, acepte que sucede, y siga adelante, positivamente.

9. Prepárese para situaciones desafiantes
Haga una lista de las situaciones que pueden arruinar los cambios positivos del estilo de vida que usted ha hecho. Cualquiera que sean, preparar un plan de respuesta que pueda activar cuando necesita.

Tal vez ha estado caminando 30 minutos todos los días, pero usted sabe que el clima pronto cambiará y no le gusta estar afuera en la nieve o el frío. ¿Cómo puede todavía adaptar sus 30 minutos de caminata al día? Una opción podría ser caminar en el interior de un centro comercial cercano. O tal vez una escuela local permita caminar dentro durante ciertas horas. Puede considerar también comprar una banda sin fin.

Otro ejemplo podría ser un cambio en el trabajo. Usted sabe que en un mes su trabajo va a cambiar y que tomará nuevas responsabilidades. Esto lo preocupa. Una forma en que podría hacer más fácil la transición es desarrollando una lista anticipadamente. Escriba todas las cosas nuevas que necesita aprender. Priorice cuál es lo más importante y luego decida las medidas que necesita tomar para aprender cada tarea. Conocer anticipadamente lo que necesita hacer y cómo lo va a hacer hará la transición menos estresante.

10. Recompénsese usted mismo
Las recompensas son una forma importante de reforzar el cambio positivo. Cuando usted alcanza un objetivo o ejecuta con éxito una de sus estrategias para el dolor, haga algo que disfrute. Eso podría incluir una taza de té después de su caminata diaria o asistir a un evento deportivo por completar sus seis meses de reducción del estrés.

Cómo pasar un día difícil

Todos tenemos algún mal día de vez en cuando. Los días de fiesta pueden ser difíciles. Luego está el tiempo de pagar, o una nevada de 25 centímetros en la noche. Una visita de los parientes puede calificar también.

Cualquiera que sea la razón de su mal día, puede usted pasarlo. Una de las mejores formas de minimizar la problemática de un día difícil y volver rápidamente a sus actividades habituales es planearlas. El tiempo para planear un día difícil es cuando usted tiene un buen día. En un día malo es difícil pensar las formas de manejar el problema. De hecho, puede ser desafiante concentrarse en algo excepto en lo desagradable del día.

Aquí está como planear anticipadamente un día difícil:

Identifique las fuentes de los días difíciles. Conocer las razones más frecuentes de su días difíciles ayuda a prepararse mejor para ellos. Piense en algunos días malos recientes. ¿Hubo alguna razón para aumentar el dolor? ¿Podría ser por demasiado estrés, exceso de trabajo los fines de semana, viajar, o la falta de ejercicio?

Identifique los signos de advertencia. ¿Tiene usted un signo de advertencia de un día malo, como dolor de cabeza, fatiga excesiva o tristeza?

Desarrolle un plan. Cuando usted sabe que viene un día difícil, o tiene un signo de advertencia, puede disminuir sus efectos estructurando ese día con actividades y diversiones. Su plan incluye algunas de las siguientes estrategias:

Mantenga un horario normal. Un día difícil no es un tiempo para trabajar en exceso, o para no hacer nada. Estar de ocioso no ayuda a mejorar su dolor ni a que el día pase más rápidamente.

Salga de casa. Cuando tiene dolor, es natural que quiera estar solo y cuidando sus heridas. Pero esto sólo le da más oportunidad de pensar en su dolor. Salga de compras o visite a un amigo que puede mantenerlo ocupado. Pero mantenga sus conversaciones lejos de su dolor.

Busque otras diversiones. Lea algo que disfrute. Vea una película divertida o llame a un amigo que tenga sentido del humor.

Trate de relajarse. En un día difícil pase más tiempo practicando sus técnicas de relajación, como escuchar música suave o practicar ejercicios de respiración.

Manténgase alejado de los medicamentos. Si ya ha descontinuado los medicamentos, no deje que un día malo le ponga la tentación de tomarlos de nuevo. Recuerde que es sólo una solución temporal y que está mejor sin tomar los medicamentos. Si está tomando medicamentos, no cambie la dosis en un intento por reducir el dolor. Sólo aumentará el riesgo de efectos secundarios, y aumentar la dosis puede no ayudar a aliviar el dolor.

Diga, "Esto va a pasar". Porque pasará.

Intégrese a un grupo de apoyo

Más de 15 millones de estadounidenses con dolor crónico asisten regularmente a reuniones de grupos de apoyo. Estos grupos pueden proporcionar ayuda y consejo, así como una sensación de control que no puede encontrar en ninguna otra parte. Es porque lo ponen cara a cara con personas que comparten muchos de los mismos síntomas y sensaciones que usted experimenta.

No todos los grupos de apoyo son iguales. Algunos grupos de apoyo son sobre todo educativos y tienen discusiones guiadas por conferencistas invitados. Otros son más sociales, menos estructurados, con reuniones que proporcionan un tiempo para desahogarse, jactarse, alentarse y visitarse. Independientemente de la estructura del grupo, todos comparten el mismo objetivo básico: ayudar a todos los miembros a manejar su dolor.

Lo que ofrecen los grupos de apoyo

Los beneficios de los grupos de apoyo incluyen:

Una sensación de pertenencia, de adaptación. Hay un vínculo especial entre las personas cuyas vidas han sido desorganizadas por el mismo problema. Usted comparte una sensación de camaradería. Una vez que experimenta la forma en que otros lo aceptan como es, empieza a sentir más aceptación hacia usted mismo.

Personas que comprenden lo que usted está pasando. Los familiares, amigos y médicos pueden simpatizar con sus problemas, pero a menudo no pueden tener empatía porque no han experimentado lo que usted tiene. Su experiencia del dolor es única, pero comparte muchos lazos comunes. Los miembros del grupo de apoyo tienen una buena idea de lo que usted siente y experimenta. Debido a esto, usted se siente libre para dejar hablar a su mente y comunicar sus frustraciones, desilusiones y enojo.

Intercambio de consejos. Puede usted ser escéptico respecto a algunos de los consejos bien intencionados que sus amigos le dan, porque no tienen dolor crónico. Pero cuando los miembros de un grupo veterano hablan, usted sabe que hablan con la voz de la experiencia. Pueden hablar de las técnicas para manejar el dolor que han funcionado para ellos, y las técnicas que no les han ayudado.

Oportunidad para hacer nuevos amigos. Estos amigos pueden traer alegría a su vida así como apoyo práctico: un oído que escucha cuando usted necesita hablar, un chofer cuando puede usar un viaje relajante y un compañero para hacer ejercicio con él.

Cuando los grupos de apoyo no son la respuesta

Los grupos de apoyo no son para todos. Para obtener el mayor beneficio de un grupo de apoyo tiene que estar dispuesto a compartir sus pensamientos y sentimientos. También debe estar dispuesto a aprender y ayudar a los demás. Las personas que están severamente deprimidas y no quieren hablar o que tienen habilidades sociales pobres generalmente tienen menos probabilidad de beneficiarse con los grupos de apoyo.

Además, no todos los grupos de apoyo son benéficos. Usted quiere estar en grupo en el que el estado de ánimo es alto y el mensaje es positivo. Algunos grupos que no están cuidadosamente monitorizados pueden convertirse en un lugar para ventilar y compartir únicamente sentimientos negativos que se reproducen en ellos mismos. Esto puede dejarlo deprimido y aumentar su dolor en lugar de mejorarlo.

Cómo encontrar un grupo de apoyo

Su comunidad puede tener uno o más grupos de apoyo para la gente con dolor crónico. Puede inclusive haber grupos para tipos específicos de dolor crónico, como artritis, fibromialgia o síndrome del colon irritable.

Para saber si hay un grupo de apoyo en su comunidad, hable con su médico o enfermera. Podría verificar también en el departamento de salud de su localidad, alguna organización de salud de la comunidad o su biblioteca local. También puede contactar organizaciones como la Asociación Americana del Dolor Crónico o la Asociación Nacional de Asistencia para el Dolor Crónico. Estas agencias ofrecen información gratuita sobre los grupos de apoyo que se encuentran en el área. También pueden proporcionar información y consejo acerca de la forma de empezar un grupo de apoyo si no hay ninguno en su comunidad. Las direcciones y teléfonos de las agencias se encuentran en las páginas 167 y 169.

Depende de usted

Escribimos este libro para ayudarlo a comprender mejor cómo funciona el dolor y para identificar técnicas eficaces que pueden ayudarlo a controlar el dolor. El resto depende de usted.

Nuestra esperanza es que pueda incorporar algunas o todas las sugerencias de este libro en su vida diaria. Creemos que mientras más activo y productivo sea, más feliz será y mejor se sentirá. Con las habilidades y actitudes necesarias, no hay límite para lo que puede usted lograr.

Agenda personal

Planear su día puede ayudarlo a encontrar un equilibrio más saludable para su rutina diaria. Utilice los diarios que mostramos a continuación para programar su día desde que despierta hasta que se acuesta. Puede usted planear un día a la vez o hacer planes para toda una semana.

Cada día incluye una combinación de trabajo, descanso, ejercicio, relajación y actividades sociales. Si tiene dificultad para incluirlas todas, formúlese tres preguntas:

¿Qué *tengo* que hacer hoy? Eso podría incluir ir a trabajar, llegar a una cita programada o hacer un poco de ejercicio.

¿Qué podría *hacer mejor* hoy? Éstas son las cosas que usted no tiene que hacer, pero que necesitan su atención en algún momento. Esto podría incluir lavar la ropa, actualizarse en sus gastos o completar un proyecto en el trabajo. En lugar de apilar estas actividades, es mejor tratar de distribuirlas en toda la semana.

¿Qué quiero *hacer* hoy? Es importante pasar cierto tiempo de cada día haciendo la cosas que usted disfruta y que le ayudan a relajarse. Esto podría ser trabajar en el jardín, jugar golf, visitar a un amigo o leer un buen libro.

Incluya por lo menos una respuesta para cada una de estas preguntas al planear su día. Si no está seguro de sus planes en ciertos días, escriba lo mejor que pueda, lo que usted piensa que puede hacer. Para ayudarlo a seguir en el camino, vea su agenda durante el día. Periódicamente escriba lo que hizo y compárelo con su plan.

Si encuentra que programando su día le ayuda a alcanzar sus objetivos, continúe haciéndolo. Puede comprar una agenda en la mayoría de papelerías y en muchas tiendas de descuento. O puede hacer la suya. Sin embargo, una vez que entra en una rutina, puede encontrar que no necesita ser tan detallado en su planeación. Marcando unos cuantos tiempos o eventos claves puede ser todo lo que necesita.

En la página siguiente se presenta una muestra de un día para darle una idea de la información que podría incluir en su programa diario.

Día: _____ *Jueves* _____

Fecha: _____ *Enero 6* _____

	Planeo hacer	Hice
6:00 a.m.	Despertar, ejercicio, desayuno	Hice ejercicio, desayuné
7:00 a.m.	Arreglo y salir para el trabajo	Estuve listo y fui a trabajar
8:00 a.m.	Terminar las cartas de ayer	Cartas
9:00 a.m.	Terminar cartas	Cartas, trabajé en agenda de la reunión
10:00 a.m.	Empezar a trabajar en archivos nuevos	Cartas
11:00 a.m.	Archivos nuevos	Empecé los archivos nuevos
12:00 p.m.	Reunirme con una amiga para el almuerzo	Almuerzo con una amiga
1:00 p.m.	Continuar trabajos de archivos	Nuevos archivos
2:00 p.m.	Reunión del departamento	Reunión
3:00 p.m.	Completar archivos	Reunión de seguimiento
4:00 p.m.	Llamadas telefónicas, otros detalles	Llamadas telefónicas, memos, etc.
5:00 p.m.	Ir a casa, descansar, montar en bicicleta	Fui a casa, descansé, monté en bicicleta
6:00 p.m.	Preparar la cena y cenar	Cena
7:00 p.m.	Lavar y planchar	Lavé, descansé
8:00 p.m.	Trabajar en el programa de la reunión	Planché, visité a una amiga
9:00 p.m.	Ejercicios de relajación, descanso	Ejercicios de relajación, ayudé a mi pareja
10:00 p.m.	Leer el libro, acostarme	Leí el libro y me acosté
11:00 p.m.	Sueño	Sueño

AGENDA PERSONAL

Día: _____

Fecha: _____

	Planeo hacer	**Hice**
6:00 a.m.		
7:00 a.m.		
8:00 a.m.		
9:00 a.m.		
10:00 a.m.		
11:00 a.m.		
12:00 p.m.		
1:00 p.m.		
2:00 p.m.		
3:00 p.m.		
4:00 p.m.		
5:00 p.m.		
6:00 p.m.		
7:00 p.m.		
8:00 p.m.		
9:00 p.m.		
10:00 p.m.		
11:00 p.m.		

AGENDA PERSONAL

Día: _____

Fecha: _____

AGENDA PERSONAL

	Planeo hacer	**Hice**
6:00 a.m.		
7:00 a.m.		
8:00 a.m.		
9:00 a.m.		
10:00 a.m.		
11:00 a.m.		
12:00 p.m.		
1:00 p.m.		
2:00 p.m.		
3:00 p.m.		
4:00 p.m.		
5:00 p.m.		
6:00 p.m.		
7:00 p.m.		
8:00 p.m.		
9:00 p.m.		
10:00 p.m.		
11:00 p.m.		

Día: _____

Fecha: _____

	Planeo hacer	Hice
6:00 a.m.		
7:00 a.m.		
8:00 a.m.		
9:00 a.m.		
10:00 a.m.		
11:00 a.m.		
12:00 p.m.		
1:00 p.m.		
2:00 p.m.		
3:00 p.m.		
4:00 p.m.		
5:00 p.m.		
6:00 p.m.		
7:00 p.m.		
8:00 p.m.		
9:00 p.m.		
10:00 p.m.		
11:00 p.m.		

AGENDA PERSONAL

Día: _____

Fecha: _____

	Planeo hacer	Hice
6:00 a.m.		
7:00 a.m.		
8:00 a.m.		
9:00 a.m.		
10:00 a.m.		
11:00 a.m.		
12:00 p.m.		
1:00 p.m.		
2:00 p.m.		
3:00 p.m.		
4:00 p.m.		
5:00 p.m.		
6:00 p.m.		
7:00 p.m.		
8:00 p.m.		
9:00 p.m.		
10:00 p.m.		
11:00 p.m.		

AGENDA PERSONAL

Día: _____

Fecha: _____

	Planeo hacer	Hice
6:00 a.m.	_____	_____
7:00 a.m.	_____	_____
8:00 a.m.	_____	_____
9:00 a.m.	_____	_____
10:00 a.m.	_____	_____
11:00 a.m.	_____	_____
12:00 p.m.	_____	_____
1:00 p.m.	_____	_____
2:00 p.m.	_____	_____
3:00 p.m.	_____	_____
4:00 p.m.	_____	_____
5:00 p.m.	_____	_____
6:00 p.m.	_____	_____
7:00 p.m.	_____	_____
8:00 p.m.	_____	_____
9:00 p.m.	_____	_____
10:00 p.m.	_____	_____
11:00 p.m.	_____	_____

AGENDA PERSONAL

Día: _____

Fecha: _____

Planeo hacer	Hice
6:00 a.m.	
7:00 a.m.	
8:00 a.m.	
9:00 a.m.	
10:00 a.m.	
11:00 a.m.	
12:00 p.m.	
1:00 p.m.	
2:00 p.m.	
3:00 p.m.	
4:00 p.m.	
5:00 p.m.	
6:00 p.m.	
7:00 p.m.	
8:00 p.m.	
9:00 p.m.	
10:00 p.m.	
11:00 p.m.	

AGENDA PERSONAL

Día: _____

Fecha: _____

	Planeo hacer	Hice
6:00 a.m.		
7:00 a.m.		
8:00 a.m.		
9:00 a.m.		
10:00 a.m.		
11:00 a.m.		
12:00 p.m.		
1:00 p.m.		
2:00 p.m.		
3:00 p.m.		
4:00 p.m.		
5:00 p.m.		
6:00 p.m.		
7:00 p.m.		
8:00 p.m.		
9:00 p.m.		
10:00 p.m.		
11:00 p.m.		

AGENDA PERSONAL

Día: _____

Fecha: _____

	Planeo hacer	Hice
6:00 a.m.		
7:00 a.m.		
8:00 a.m.		
9:00 a.m.		
10:00 a.m.		
11:00 a.m.		
12:00 p.m.		
1:00 p.m.		
2:00 p.m.		
3:00 p.m.		
4:00 p.m.		
5:00 p.m.		
6:00 p.m.		
7:00 p.m.		
8:00 p.m.		
9:00 p.m.		
10:00 p.m.		
11:00 p.m.		

Recursos adicionales

Puede contactar con estas organizaciones de Estados Unidos para obtener mayor información sobre el dolor crónico o trastornos asociados. Algunos grupos ofrecen material impreso o videos gratuitos. Otros tienen material o videos (en inglés) que puede usted comprar.

American Academy of Head, Neck and Facial Pain
520 West Pipeline Road
Hurst, Texas 76053
817-282-1501
Fax: 817-282-8012
Web site: *www.aahnfp.org*

American Art Therapy Association
1202 Allanson Road
Mundelein, IL 60060-3808
847-949-6064
Fax: 847-566-4580
Web site: *www.arttherapy.org*

American Academy of Orofacial Pain
19 Mantua Road
Mount Royal, NJ 08061
609-423-3629
Fax: 609-423-3420
Web site: *www.aaop.org*

American Chronic Pain Association
P.O. Box 850
Rocklin, CA 95677-0850
916-632-0922
Fax: 916-632-3208
Web site: *www.theacpa.org*

American Academy of Pain Medicine
4700 West Lake Avenue
Glenview, IL 60025
847-375-4731
Fax: 847-375-4777
Web site: *www.painmed.org*

American Council for Headache Education
19 Mantua Road
Mount Royal, NJ 08061
800-255-2243
609-423-0258
Fax: 609-423-0082
Web site: *www.achenet.org*

**American Dance Therapy
Association**
10632 Little Patuxent Parkway
2000 Century Plaza, Suite 108
Columbia, MD 21044
410-997-4040
Fax: 410-997-4048

**American Fibromyalgia
Syndrome Association, Inc.**
6380 East Tanque Verde, Suite D
Tucson, AZ 85715
520-733-1570
Fax: 520-290-5550
Web site: *www.afsafund.org*

**American Music Therapy
Association**
8455 Colesville Road, Suite 1000
Silver Spring, MD 20910
301-589-3300
Fax: 301-589-5175
Web site: *www.musictherapy.org*

American Pain Foundation
111 South Calvert Street
Suite 2700
Baltimore, MD 21202
Web site: *www.painfoundation.org*

American Pain Society
4700 West Lake Avenue
Glenview, IL 60025-1485
847-375-4715
Fax: 847-375-4777
Web site: *www.ampainsoc.org*

Arthritis Foundation
1330 West Peachtree Street
Atlanta, GA 30309
800-283-7800
404-872-7100
Fax: 404-872-0457
Web site: *www.arthritis.org*

**Commission on Accreditation of
Rehabilitation Facilities**
4891 East Grant Rd.
Tucson, AZ 85712
800-444-8991
520-325-1044
Fax: 520-318-1129
Web site: *www.carf.org*

Endometriosis Association
8585 North 76th Place
Milwaukee, WI 53223
414-355-2200
Fax: 414-355-6065
Web site:
www.endometriosisassn.org

Fibromyalgia Network
P.O. Box 31750
Tucson, AZ 85751-1750
800-853-2929
Fax: 520-290-5550
Web site: *www.fmnetnews.com*

International Association for the Study of Pain
909 Northeast 43rd Street
Suite 306
Seattle, WA 98105-6020
206-547-6409
Fax: 206-547-1703
Web site: *www.halcyon.com/iasp*

International Foundation for Functional Gastrointestinal Disorders
P.O. Box 17864
Milwaukee, WI 53217
888-964-2001
Web site: *www.iffgd.org*

Interstitial Cystitis Association
51 Monroe Street, Suite 1402
Rockville, MD 20850
301-610-5300
Fax: 301-610-5308
Web site: *www.ichelp.org*

JAMA Migraine Information Center, The Journal of the American Medical Association
Web site: *www.ama-assn.org/special/migraine/newsline*

Mayo Clinic Health Oasis
Web site: *www.mayohealth.org*

National Center for Complementary and Alternative Medicine
888-644-6226
Web site: *nccam.nih.gov*

National Chronic Pain Outreach Association
7979 Old Georgetown Road
Suite 100
Bethesda, MD 20814-2429
301-652-4948
301-698-5452

National Headache Foundation
428 West St. James Place, 2nd Floor
Chicago, IL 60614
800-843-2256
773-388-6399
Fax: 773-525-7357
Web site: *www.headaches.org*

Neuropathy Association
60 East 42nd Street
Suite 942
New York, NY 10165-0999
212-692-0662
Fax: 212-692-0668
Web site: *www.neuropathy.org*

Reflex Sympathetic Dystrophy Syndrome Association
116 Haddon Avenue, Suite D
Haddonfield, NJ 08033
609-795-8845
Web site: *www.rsds.org*

TMJ Association, Ltd
P.O. Box 26770
Milwaukee, WI 53226-0770
414-259-3223
Fax: 414-259-8112
Web site: *www.tmj.org*

Trigeminal Neuralgia Association
P.O. Box 340
Barnegat Light, NJ 08006
609-361-1014
Fax: 609-361-0982
Web site: *neurosurgery.mgh. harvard.edu/tna*

Índice

¿Cuál es su IMC?

Índice de masa corporal (IMC)

IMC	Saludable		Sobrepeso					Obesidad				
	19	24	25	26	27	28	29	30	35	40	45	50
Altura						Peso en libras						
4'10"	91	115	119	124	129	134	138	143	167	191	215	239
4'11"	94	119	124	128	133	138	143	148	173	198	222	247
5'0"	97	123	128	133	138	143	148	153	179	204	230	255
5'1"	100	127	132	137	143	148	153	158	185	211	238	264
5'2"	104	131	136	142	147	153	158	164	191	218	246	273
5'3"	107	135	141	146	152	158	163	169	197	225	254	282
5'4"	110	140	145	151	157	163	169	174	204	232	262	291
5'5"	114	144	150	156	162	168	174	180	210	240	270	300
5'6"	118	148	155	161	167	173	179	186	216	247	278	309
5'7"	121	153	159	166	172	178	185	191	223	255	287	319
5'8"	125	158	164	171	177	184	190	197	230	262	295	328
5'9"	128	162	169	176	182	189	196	203	236	270	304	338
5'10"	132	167	174	181	188	195	202	209	243	278	313	348
5'11"	136	172	179	186	193	200	208	215	250	286	322	358
6'0"	140	177	184	191	199	206	213	221	258	294	331	368
6'1"	144	182	189	197	204	212	219	227	265	302	340	378
6'2"	148	186	194	202	210	218	225	233	272	311	350	389
6'3"	152	192	200	208	216	224	232	240	279	319	359	399
6'4"	156	197	205	213	221	230	238	246	287	328	369	410

Modificado de Guías Clínicas de los Institutos Nacionales de Salud sobre la Identificación, Evaluación y Tratamiento del Sobrepeso y Obesidad en Adultos, 1998.